Gedenktage der Psychiatrie

und ihrer

Hülfsdisciplinen in allen Ländern.

Gedenktage der Psychiatrie

und ihrer

Hülfsdisciplinen in allen Ländern.

Von

Dr. Heinrich Laehr.

Dritte vermehrte und verbesserte Auflage.

Berlin.
Druck und Verlag von Georg Reimer.
1889.

Vorrede zur ersten Auflage.

Historische Studien erfreuen sich in den ärztlichen Disciplinen z. Z. nicht besonderer Gunst, auch nicht in dem jüngsten Zweige der Heilkunde, der Psychiatrie. So jung derselbe sein mag, es haben sich doch schon eine Reihe von geschichtlichen Irrthümern eingeschlichen und die Besorgniss macht sich geltend, dass jene sich fortpflanzen und steigern, wenn nicht die Thatsachen selbst rechtzeitig und aufs Neue festgestellt werden.

Der Verfasser der nachfolgenden kleinen Schrift, mit einer Arbeit umfassenderen Inhalts beschäftigt, war in die Nothwendigkeit versetzt, Zahlen festzustellen und solche zu sammeln, welche für die Entwicklung der Psychiatrie von mehr oder minderer Bedeutung sind. Es stellte sich dabei sehr überraschend heraus, wie in der Literatur sehr verschiedene Angaben betreffs der Zeitangaben sich finden, selbst, was das Leben hervorragender Persönlichkeiten betrifft, z. B. Reil, Esquirol, Conolly, Fichte, Pinel, Ch. Bell, Leibnitz, Falret, Eschenmayr etc., und es bedurfte oft mühevoller Nachforschungen, um sie richtig zu stellen. Selbst die letzteren gaben zuweilen noch unsichere Resultate oder waren bisher fruchtlos.

Man mag den Einwurf erheben, dass die Feststellung von Tagen in der Geschichte wenig Werth habe und die dazu erforderliche Mühe mit dem erlangten Resultate nicht genügend in Einklang stehe. Aber abgesehen davon, dass Gedenktage auch einen ethischen Werth beanspruchen, Männer und Thatsachen dem Gedächtniss aufbewahrt werden sollen, welche auf die Entwicklung mehr oder weniger Einfluss gehabt haben, muss es als principieller Grundsatz gelten, dass die der Geschichte zu Grunde liegenden Zahlen nicht sicher genug festgestellt werden können, weil eine andere Methode Irrthümern aller Art die Thore öffnet.

Ebenso mag man einwenden, dass die nachfolgende Zusammenstellung quantitativ noch sehr unvollkommen sei. Dieser Vorwurf wird von Niemandem mehr als dem Verfasser empfunden. Aber eine in der Entwicklung begriffene Disciplin bringt immer neue Thatsachen mit sich und ich hoffe, was die Vergangenheit betrifft, mir durch diese Mittheilung neue Freunde und Gönner zu erwerben, die mir aus den verschiedenen Ländern Lücken ausfüllen helfen. Vieler Hülfe ist dazu nöthig, da die vorhandene Literatur nur spärliche Aushülfe gewährt.

Ich halte mich für verpflichtet, das Vorhandene zu veröffentlichen, schon aus Dank für diejenigen, die mich seit Jahren unterstützt haben, und die nun auch sehen wollen, welches Resultat ihre Hülfe gehabt hat. Ohne dies würden sie müde werden, mir ferner hülfreich zu sein. Ich betrachte die Herausgabe dieser Blätter als einen Entwurf, welcher es ihnen klar legt, worauf es mir ankam. Ich hoffe, dass manches Ereigniss zu weiteren selbständigen Forschungen anregt.

Es wird endlich der Vorwurf nicht ohne Berechtigung sein, dass der Werth der angegebenen Thatsachen sehr verschiedenartig sei. Mancher wird nicht blos vieles vermissen, sondern auch manches überflüssig finden und glauben, dass mehr Sichtung Noth gewesen sei. Aber es erschien mir vorzuziehen, dass im ersten Entwurf möglichst Alles aufgeführt werde, was ich vorfand und was ich ermittelte. Viele Daten haben zur Zeit allerdings mehr persönlichen Werth, erinnern aber an die geschichtliche Entwicklung unserer Disciplin, für die jedes redliche Streben Berücksichtigung findet. Bei deren so rascher Entwicklung ist keine Arbeit vergeblich gewesen: Vieler Eifer hat mitgewirkt, und es ist nicht jedem vergönnt, trotz harter Arbeit glänzende Strahlen nach aussen zu werfen. Keine Disciplin hat einen solchen Umfang wie die Psychiatrie, zu deren Entwicklung jeder sein Schärflein beitragen kann und auch unbewusst beiträgt.

Indem ich denen meinen Dank ausspreche, welche mich bisher unterstützten, und darauf hoffe, dass sie und neue Helfer aus Interesse für die Sache mir mit ferneren Angaben von Thatsachen hülfreich sind, auch wenn sie nur die Jahreszahl und nicht den Tag angeben, empfehle ich das Dargereichte wie das zu Hoffende dem Wohlwollen der Leser.

Mai 1885.

Dr. H. Laehr.

Vorrede zur dritten Auflage.

Die erste Auflage dieses Buches enthielt 949, die zweite 1446 und die vorliegende umfasst 1890 Gedenktage. Ein beträchtlicher Theil derselben hat bisher keine Veröffentlichung gefunden. Ich hoffte wegen der vorigen Auflage auf manche Vorwürfe, weil Irrthümer nachweisbar seien. Leider ist dies nicht der Fall gewesen, obgleich ich selbst bei weiterer Nachforschung solche ermittelte. Dagegen kann ich nur mit grossem Dank anerkennen, dass ich bei directen Anfragen stets bereitwillige Auskunft fand.

Die Bereicherung der Zahl der Gedenktage dürfte Manchen erfreuen, noch mehr Werth lege ich aber auf die neue Bearbeitung der meisten und auf deren Vervollständigung. Ich habe mich bemüht, bei jeder Persönlichkeit und Anstalt auch auf deren individuelles Wirken aufmerksam zu machen. Nicht blos den Aerzten verdankt die Psychiatrie ihren Aufschwung, sondern nicht wenig denjenigen, welche ihre Opferfähigkeit dafür durch die That gezeigt haben. Auch die letzteren verdienen der Vergessenheit entzogen zu werden.

So unvollkommen noch der Inhalt dieses Buches ist, so wird doch schon daraus mehr als früher sichtbar sein, dass die geschichtliche Entwicklung der Psychiatrie derjenigen auf anderen Gebieten des Wissens ähnlich ist, wissenschaftlich von der Entwicklung der Heilkunst im Allgemeinen abhängt und praktisch des wachsenden Verständnisses bedarf, welches Behörde und Mitwelt ihr entgegenbringen. Es ist nicht ohne Interesse, dass alle Fortschritte in der Durchführung der Krankenpflege schon in sehr frühen Zeiten von einzelnen Aerzten angeregt sind und dass die Entwicklung sich nur allmälig vollzog.

Weshalb die in der Inhaltsangabe verzeichneten Gruppen gebildet worden sind, ergibt sich aus der Bezeichnung derselben. Nur in Betreff der „Unfälle“ will ich zur Begründung hinzufügen, dass, so viel auch schon hier und da in der Fürsorge für das Pflegepersonal geschehen ist, von deren Tüchtigkeit die ärztliche Wirksamkeit erheblich abhängt, immerhin noch viel zu wünschen bleibt. Diese Fürsorge für die Zukunft zumal nach einer Anzahl in treuer Berufsthätigkeit verlebter Jahre als eine Berechtigung zu sichern und zu verallgemeinern, bleibt eine Pflicht der Aerzte und Behörden. In einer psychiatrischen Versammlung*) wurde ein solcher Antrag zur Berathung gestellt, aber eine weitere Verfolgung deshalb abgelehnt, weil solche Unfälle zu vereinzelt seien. Es schien mir nun zunächst nöthig festzustellen, ob diese Annahme richtig ist. Der Natur der Sache nach habe ich nur schwere Ereignisse ermitteln können, aber es ist wohl kein Zweifel, dass, wenn mich die Herren Kollegen unterstützen, ich eine bei weitem grössere Zahl bringen kann. Stellt sich dies thatsächlich heraus, so wird sich auf der Basis von Thatsachen weiter verhandeln lassen. Auch schon der Hinweis darauf wird manchen Unfällen vorbeugen können.

Immerhin bleibt der Hauptzweck der vorliegenden Schrift, für eine spätere Geschichte der Psychiatrie eine unumstösslich sichere Grundlage zu gewinnen, wie sie bisher noch nicht vorhanden und auch in der vorliegenden Schrift noch nicht erreicht ist. Um ein Beispiel anzuführen, mit welchen Schwierigkeiten eine solche Aufgabe verbunden ist, führe ich an, dass ich (cf. S. 8) literarisch eine Angabe fand, wonach die Irrenanstalt zu Bergen (Norwegen) 1854 abgebrannt sei, während mir vor kurzem ein dortiger Kollege auf Befragen mittheilte, dass dieses Unglück nicht die Irrenanstalt, sondern das dortige Allg. Krankenhaus betroffen hat.

Ich bedarf für die Fortsetzung meiner Arbeit der Mitwirkung Vieler, und ich bitte darum im Interesse der ferneren Entwicklung des gemeinsamen Berufes. Auf Grund von Thatsachen wird es leichter, die Behörden und Verbände zur Unterstützung zu gewinnen. Seien wir dessen eingedenk, dass gute Krankenanstalten die Grundlage für eine raschere und gedeihliche wissenschaftliche Entwicklung dieses wichtigen Zweiges der Heilkunde sind!

Asyl Schweizerhof, Stat. Zehlendorf
bei Berlin, im Dec. 1888.

Dr. Heinr. Laehr.

*) Allg. Ztschr. f. Psych. Bd. 40 S. 284.

Inhalt.

1. Personennamen.

2. Ortsnamen.

3. Sachliche Bezeichnungen.

Brände.

Epilepsie.

Gesetze.

Hilfsvereine.

Idiotie.

Klinik.

Kolonien.

Psychiatrische Vereine.

Todesfälle.

Trunksucht.

Irre Verbrecher.

Unfälle.

Zeitschriften.

Correcturen.

S. 4 Z. 22 v. o. Chicago J. erscheint jetzt in N.-Y.
S. 7 Z. 10 v. u. Hildenbrand.
S. 29 Z. 20 v. o. Gilman.
S. 37 Z. 12 v. o. Binghamton.
S. 76 Z. 17 l. Pützchen.
S. 86 Z. 13 cf. 18. Juli.
S. 102 Z. 5 v. u. Steilacoon.
S. 112 Z. 9 v. u. Roy.
S. 119 Z. 17 v. o. l. „Missouri Asylum" zu Fulton.
S. 124 Z. 25 l. Fry.
S. 126 Z. 16 l. 80 st. 50.
S. 130 Z. 1 v. o. Binghamton.
S. 137 Z. 15. 16 v. u. fallen fort.
S. 137 Z. 22 u. 23 fallen fort.
S. 142 Z. 7 v. o. l. zu St. Peter, Minnesota.
S. 148 Z. 9 v. o. l. Feuer zu Augusta, Maine.
S. 156 Z. 13 v. u. l. „Vermont Asylum" zu Brattleboro.

Januar.

1. 1655 * Dr. Chr. **Thomasius** zu Leipzig, Prof. der Rechte, hielt zuerst in Deutschland 1688 Vorles. in deutscher Sprache, musste nach Halle fliehn u. half die dortige Univers. gründen. Kämpfer gegen die Hexenprocesse. „Lehrsätze von dem Laster der Zauberei. 1707" († 23. Sept. 1728).

1687 Einrichtung einer Irrenpflege-Abth. bei dem Leprahospitale **Kronoby** nahe der Stadt Wasa, Finnland. Aufgehoben 1841.

1771 Einrichtung des Leprahospitals **Sjählö** nahe von Åbo, Finnland, zu einer Irrenpflegeanst. Erweitert 1850.

1787 Eröffn. des jetzigen Hospitals **St. Luke** in London mit 110 Kr. unter Dr. Battia. Neubau, ausgeführt von G. Dance, dem Erbauer von Newgate, für 50,000 Lstr. Bau begonnen am 30. Juli 1782 im klösterl. Style, 3stöckig, 4 Acres. Jetzt 200 Kr.

1809 Eröffn. der Irrenanst. zu **Pontorson**, Dép. Eure-et-Loire, Frankr.

1824 Eröffn. der Irrenabth. d. Anst. **Alexandershöhe** b. Riga, Russl.

1825 Eröffn. der Irrenabth. d. allgem. Krankenhauses zu **Poitiers**, Dép. Vienne, Frankr.

Eröffn. der Irrenheilanst. **Siegburg**, Rheinpr., unter Dir. Dr. M. Jacobi. Erste Anst. in Deutschland, deren Direction der Arzt erhielt. Aufgelöst am 1. Mai 1878. Die Kr. übersiedelten in die neue Anst. zu Düren. Die alten Gebäude werden zum Gefängniss benutzt.

1829 Eröffn. eines **Schutzvereines** zu **Wiesbaden** für die aus der Irrenanst. zu Eberbach entlassenen Geisteskranken unt. Dir. H. R. Lindpaitner. Man beobachtete darnach eine Minderung der Recidive.

Eröffn. des „Ospizio di Santo Benedetto" in **Pesaro,** Ital.

Eröffn. der Grafschafts-Irrenanst. **Suffolk,** Engl.

* Dr. A. J. **Linas** zu Auterive, Haute-Garonne, Méd. insp. d. Irrenanst. des Seine-Dép. in Frankr.; psych. Schriftsteller († Nov. 1881).

1833 Eröffn. der Grafschafts-Irrenanst. zu **Kent,** Engl.

1835 Eröffn. der Irrenbewahranst. zu St. Thomas b. **Andernach,** Rheinpr., für 20 Kr. — 1885 50j. Jubiläum.

1836 Eröffn. des Asyles St. Jaques zu **Nantes,** Dép. Loire-Inferieure. Frankr., Abth. d. allgem. Krankenh. 2 Gebäude 3stöckig mit 800 Kr.

1841 Gründ. der **„Allgemeinen Zeitschrift für Psychiatrie"** in Deutschl. durch Damerow, Flemming, Roller. Erschienen 1844.

Eröffn. des „Pennsylvania Hospital for the Insane" zu **Philadelphia,** Amer., unt. Dir. Dr. Th. S. Kirkbride, für 500 Kr., 113 Acres.

Eröffn. des „Asylum for the Insane", 2½ M. von **Toronto,** Amer., 150 Acres. Hauptgebäude 5stöckig, 3 Cottages 3stöckig, 703 Kr., Baukosten 3,740 M. pro Bett.

1842 In Belgien erscheinen **„Ann. méd. Lég."** unt. Dr. Crommelinck u. Dejaeghère, worin ein besonderer Theil den Geisteskrankheiten gewidmet ist.

1848 Erscheinen der Zeitschrift **„The J. of Psych. Med. and Mental Pathology by Forbes Winslow"**, London, J. Churchill, in Engl. 4 Hefte.

1849 Eröffn. der neuerbauten Pflegeanst. für Frauen zu **Hildesheim,** Han., unt. Dir. Dr. G. H. Bergmann.

1851 Eröffn. des „Lancashire County Asylum" zu **Rainhill,** 1½ M. v. Liverpool für die Grafsch. Lancashire, Engl., mit 400 Betten unt. Dir. Eccleston, welchem 1853 Dr. O. Cleaton folgte. Jetzt Dr. Rogers mit 687 Kr.

Eröffn. des „Lancashire County Asylum" zu **Prestwich,** 4 M. v. Manchester, Engl., unt. Dr. Holland f. 512 Kr., 150 Acres, 800,000 L. Jetzt 2,200 Kr. unt. Dir. Dr. Ley.

1852 Eröffn. der Irrenheil- u. Pflegeanst. **Karthaus Prüll** bei Regensburg f. Reg. Bez. Oberpfalz unt. Dir. Dr. Kiderle für 120 Kr. Früher Benedictinerstift, 5 Acres, 100,000 M. 1883 Erweiterungsbau, eröffnet f. 350 Kr.

Eröffn. der Irrenanst. **Quatre-Mâres**, 15 Min. v. Rouen, Frank., unt. Dr. J. B. Dumesnil. Neubau nach Parchappe f. 600 Kr., mit einem Park v. 40 Hectar mit Mauer umgeben, welche die Kr. selbst gebaut haben.

Eröffn. der Privat-Irrenanst. in **Ofen**, Ung., durch Dir. Dr. O. Schwartzer.

1853 Herausg. der „Nederlandsch Tijdschrift voor Gerechtelijke Geneeskunde en voor **Psychiatrie**, onder redactie von Dr. J. N. **Ramaer**". (Erschien nur 1853—54.)

Eröffn. des Asile dép. de la Grimandière zu **Roche-sur-Yon**, Dép. Vendée, Frankr., nach Plänen v. Dr. M. A. Ferrus unt. Dr. Dragon, mit viel Ackerbau. 480,000 M., 70 Acres, f. 400 Kr.

Eröffn. von „Bucks County Asylum" zu **Stone** bei Aylesbury, Engl., unt. Dir. W. Millar.

„The **Americ. Psycholog. J.** Devoted chiefly to the elucidation of mental pathology and the medical jurisprudence of insanity. Conducted by Edward **Mead**, Cincinati, bimonthly." (Erschien nur 1 J.)

1856 Eröffn. des Dép.-Asyls zu la **Roche-Gandon**, Dép. Mayenne, Frankr., f. 600 Kr. mit 48 Acres, 140,000 M.

1858 Eröffn. der Idiotenanst. **„La Haye"** in Holl., durch freiwillige Beiträge (66,589 Frcs.) f. 70 Kinder.

1859 Eröffn. des **„Nova Scotia** Hospital for Insane" bei Halifax, N. Y.

Gründ. d. **„Irrenfreund"** durch Dir. Dr. **Koster**, später **Brosius**.

1861 Eröffn. von „Texas State Lunatic Asylum" zu **Austin**, Texas, f. 550 Kr. unt. Dir. Dr. A. N. Denton.

Es erscheint **„J. de médicine mentale par Delasiauve"** zu Paris b. Victor Masson; geschl. Ende 1870.

1862 Eröffn. der Irrenanst. zu **Bonneval**, Dép. Eure-et-Loire, in einer Abtei bei Trouville, 110 Acres f. 365 Kr.

Eröffn. der Privat-Heilanst. **La Métairie** bei Nyon, Schweiz,

unt. Dr. Lony, gegründet durch einige reiche **Kaufleute** in Genf. 1867 Dr. Güter. 200,000 M. 28 Acres, f. 30 Kr.
Eröffn. der Irrenanst. zu **Imola**, Ital.

1863 Eröffn. der neuen Irrenanst. der Insel Cuba zu **Havanna** f. 500 Kr. unt. dem 1. ärztl. Dir. Dr. J. Munoz. Kosten: 800,000 Piaster.

1867 Eröffn. der Irrenanst. zu **Prémontré**, Dép. Aisne, Frankr.

1868 „Archiv für **Psychiatrie** und Nervenkrankheiten", mit Dr. L. **Meyer** u. Dr. C. **Westphal** hersg. v. Dr. W. **Griesinger**. Berlin. Hirschwald. In zwanglosen Heften.
Eröffn. des Asyle de **Ville Evrard** bei Paris, Dép. Seine, Frankr., Neubau. 80 Acres. 4,000,000 M. f. 1150 Kr.

1869 Eröffn. der Privatheilanst. für Gemüthskranke zu **Charlottenburg** bei Berlin unt. Dir. Dr. Edel.

1871 Eröffn. der Privatheil- u. Pflegeanst. für Nerven- u. Gemüthskranke zu **Bendorf**, Rheinpr., durch Dr. Colmant mit 202 Betten.

1874 Erscheint **„The J. of Nervous and Mental Disease"**. A monthly period. edit. by Dr. B. **Sachs**, N. Y." Seit 1886 monatl. Ausgabe.
„The Chicago J. of nervous and mental disease" v. Dr. J. S. Jewell u. Dr. H. M. Bannister. Viertelj.
Eröffn. der Privatheilanst. zu **Blankenburg** i. Thür. durch Dir. Dr. Schwabe, mit $1^1/_2$ Acres, f. 30 Kr. Jetzt Dr. Bindseil.

1876 Die Irrenanst. bei **Schleswig**, Schleswig-Holstein, bis dahin Staatsanst., wird unt. Dir. Dr. J. J. A. Rüppell von den Provinzialständen übernommen.

1877 Eröffn. der psychiatr. Klinik zu **Brüssel**, Belg., durch Prof. Dr. Joh. De Smeth in der Irrenanst. St. Jean. Theoretische Kurse a. d. Universität seit d. 27. Juni 1876.
Centralblatt für Nervenheilkunde, Psych. u. gerichtl. Psych. hrsg. v. Dr. Alb. **Erlenmeyer**. Monatl. 2 Nummern.

1879 Eröffn. des „Second Minnesota Hospital for the Insane" bei **Rochester**, Minnes., Amer., unter Dir. Dr. J. E. Bowers, f. 350 Kr., mit 160 Acres; 3stöckig.

1880 Emulgirung des **Gesetzes** in **England**, wodurch Gewohnheitstrinker auf 6 Monate gegen ihren Willen in einem retreat festgehalten werden können, in welches sie sich freiwillig begaben. Das Gesetz erlischt 1890.

1881 Das 1. Heft des „**l'Encéphale** J. d. mal. ment. et nerv. par B. **Ball** et J. **Luys** Paris" erscheint.

1883 Eröffn. der Idiotenanst. zu **Eastcote,** Hampton Wick, Middlesex, Engl., unt. Dir. Langdon Down für Erziehung u. Behandl. männl. Kinder, welche an Neurose u. körperl. Schwäche leiden.

1884 (Alt. St.) Eröffn. der Privatanst. für Nervenkr. zu **Riga,** Russl., unt. Dir. Dr. Holst.

1885 (Alt. St.) Eröffn. der städt. Irrenpflegeanst. „Pantalaimonshospital" zu **St. Petersburg** f. 500 Kr. unt. vorläufiger Dir. v. Dr. Tschetschott.

1886 Dr. **Metcalf,** ärztl. Dir. des Asyles zu Kingston in Canada, erhielt bei der Visite von einem Irren mit Verfolgungswahn einen Stich in den Unterleib, † nach 3 Tagen.

1888 Eröffn. einer Irrenabth. an dem **Zellengefängniss** zu **Moabit** bei Berlin, unt. Dr. Wulffert, f. 30 Kr.

25j. Jubiläum des Prof. Dr. Valdemar **Steenberg,** als Dir. d. St. Hans-Hospitals bei Copenhagen.

„**Rivista de neurologia e psychiatria**" hrsg. v. Dr. Rodriguez **Bettencourt** in Lissabon. Erstes psych. Journ. f. Portugal.

2. 1492 Gründ. des „Hospital de Los Locos" in **Granada,** Span., durch Ferdinand u. Isabella.

1796 * Dr. S. **Sinogowitz** zu Drengfurt, Pr., Dir. des Allg. Krankenh. zu Danzig. „Die Geistesstör. in ihren org Beziehungen. 1843." († 28. Dec. 1880.)

1801 † Dr. J. Kaspar **Lavater,** bei der Eroberung von Zürich durch eine franz. Kugel schwer verwundet, woran er starb. „Physiognom. Fragmente zur Beförderung der Menschenkenntnisse und Menschenliebe 1775." 4 Bände. (* 15. Nov. 1741.)

1861 Eröffn. der **Neinstedter** Anstalten, Prov. Sach., f. Idioten unt. Insp. Pastor Kobelt. Gegründet unt. hervorrag. Mithülfe v. Frl. Joh. Nathusius. Aus 3 grossen Häusern in Neinstedt, Detzel u. Thale.

1862 Eröffn. der Idiotenanst. zu **Langenhagen,** Han., aus öffentl. Beiträgen, unt. Dir. von Staden, v. 1868—84 Dir. u. Arzt Dr. C. Kind, von 1885 Dr. Wulff. 198 Morgen Land, von denen 145 gepachtet.

1863 Eröffn. von „Cumberland und Westmoreland Asylum" bei **Carlisle,** Engl., unt. Dir. Dr. Kirkman, welchem nach 1 Jahre Dr. T. S. Clouston, nach 10 Jahren Dr. A. Campbell folgte.

1866 Eröffn. der neuerbauten Irrenheil- u. Pflegeanst. zu **Heppenheim,** Grossherzogth. Hessen, unt. Dir. Dr. G. Ludwig, f. 200 Kr. Die beiden Isolirhäuser 1875 vollendet. Jetzt Terrain 71,578 qm, Baukosten 1,044,624 M. f. 400 Kr.

1867 † Dr. E. **Klotz** an Apopl., Hausarzt der Irrenheilanst. Sonnenstein, Kgr. Sachs. (* 13. Febr. 1802.)

1872 † Joh. Conr. Wilh. **Loehe,** Gründer der Idiotenanst. zu Neuendettelsau, Bayern (* 21. Febr. 1808).

1876 Eröffn. des „Asyles Kreutzhilfe" bei **Thale** i. H. f. Erziehung, Heilung u. Pflege weibl. Blödsinnigen u. kleiner Knaben, Pflege Epileptischer weibl. Geschlechts, vom Neinstedter Elisabethstift gegründet, mit 75 Betten, unt. Frl. Ad. von Bonin.

1877 Eröffn. des „Kings County Hospital for Incurables" zu **Flatbush, Long Island,** N. Y., Amer., unt. Dir. Dr. John C. Shaw, f. 376 Kr.

1882 In **Paris** verordn. ein Decret die Errichtung einer **Klinik** für Nervenkrankh. u. ernennt zum Director Dr. Charcot, Prof. d. path. Anat. zu Paris.

3\. 1811 * Dr. Fr. von **Rinecker** zu Schesslitz, Prof., Dir. der psychiatr. Klinik in Würzburg († 21. Febr. 1883).

1850 † Dr. Sam. B. **Woodward** an Aneur. Aort. am diaphragma, zu Northampton. Lange Zeit Dir. des Asyles zu Worcester, Amer., 1. Präsident der Assoc. of Med. Sup. of Americ. Inst. for the Insane (* 10. Juni 1787).

1878 Erweiterung der Irrenheilanst. Friedrichsberg bei **Hamburg** durch Neubau einer Irrensiechenanst. unt. Dr. Reye.

1882 Eröffn. des „Rubery Hill Asylum" bei **Bromsgrove,** Worcestershire, Engl., unt. Dir. Dr. Syle.

4. 1772 (nach Falret) * Dr. J. E. Dom. **Esquirol** zu Toulouse, Prof., Arzt an der Salpêtrière u. Charenton in Paris. 1800 errichtete er die erste Privatanstalt für Wohlhabende, 1810 Assistent Ph. Pinel's, 1817 stiftete er die erste Klinik, 1822 folgte er dem verstorbenen Pinel als Chef der Salpêtrière, 1826 übernahm er statt ihrer die Stelle als Chefarzt von Charenton an Stelle von Royer-Collard u. blieb dies bis zu seinem Tode († 12. Dec. 1840).

1812 * Dr. Franz **Richarz** zu Linz a.Rh., v. 1836—1843 2. Arzt in Siegburg, 1844 Gründer u. 1. Dir. der Privatirrenanst. zu Endenich bei Bonn († 26. Jan. 1887).

1833 Eröffn. von „Kent County Lunatic Asylum“ zu **Barming Heath** b. Maidstone, Engl., unt. Dir. Mr. Poyndar. 180 Acres, 50000 L., f. 1400 Kr.

1870 † Dr. William Charles **Hood**, Commiss. of Lunacy in Engl. „Statistics of Insanity“, „Future Provision of Criminal Lunatics“.

1877 50j. Amtsjub. des Dir. Dr. Ch. **Roller** in Illenau, Baden.

1878 † Dr. Ch. **Roller**, Dir. der Heil- u. Pflegeanst. in Illenau, Baden. Mitredact. d. Allgem. Ztschr. f. Psychiatrie. Reorganisator des Irrenwesens in Baden. Psychiatr. Schriftsteller (* 11. Jan. 1802).

1879 Eröffn. von „Dr. Svetlin's Privatheilanst. f. Gemüthskranke“ in **Wien**, Oestr.

4—11. 1887 Erster **Congress** russischer Irrenärzte in **Moskau** durch das Medicinal-Depart. zusammenberufen unt. Prof. Mierzejewski mit 80 **Mitgliedern**.

1888 † Dr. **Hildebrand** zu Nièvre (Eure-et-Loire) an langwieriger u. schmerzh. Krankh., 57 J. alt. Aerztl. Dir. der Irrenanst. zu Bonneval (Eure-et-Loire), Frankr. Früher Hilfsarzt der Irrenanst. zu Niort, dann ärztl. Dir. d. Anst. zu St. Alban u. Chefarzt d. Anst. Stephansfeld. 1871 Chefarzt der Anst. zu Marseille, ärztl. Dir. der Anst. de la Charité zu Nièvre u. endl. ärztl. Dir. der Irrenanst. zu Bonneval.

5. 1798 **Verordn.** der Königl. **Preuss.** Kriegs- u. Domainenkammer zu Anspach, wonach die Aufnahme in ein Irrenhaus nur

nach Vollendung des Verfahrens vor dem ordentl. persönl. Richter zulässig sei. Nur bei öffentl. Gefahr sei nach Untersuchung der Polizei und eines verpflichteten Arztes eine vorläufige Aufnahme möglich u. d. gerichtl. Verfahren danach nachzuholen.

1826 * Dr. E. F. D. **Vulpian** zu Paris, Prof. „Lecons sur la physiol. gén. et comparée du système nerveux, Paris 1866" († 18. Mai 1887).

6. 1851 † Dr. Fr. **Leuret** zu Nancy. Fr. Arzt in Charenton, dann Bicêtre-Paris, später einer Privatanst. (* 29. Dec. 1797).

1854 Die Irrenanst. zu **Bergen**, Norw., **brannte** Nachts ab, 22 Kr. verbrannten, 241 retteten sich nothdürftig. Ursache unbekannt.

1875 50j. Jubiläum der Irrenanst. zu **Siegburg**, Rheinpr., unt. Dir. Dr. W. Nasse.

1882 Dr. Edward **Adams**, erster Hilfsarzt in der Irrenanst. zu **Kalamazoo**, Michigan, Amer., von einem Kranken mit einem Messer in den Leib gestochen, woran er am anderen Morgen starb; ein Wärter schwer verwundet.

7. 1830 Eröffn. der neuerbauten Irrenheilanst. **Sachsenberg**, Meckl., des ersten Neubaues einer Heilanst in Deutschl., unt. Dir. Dr. C. Flemming, 110 Acres, 1,500,000 M.

1883 † Dr. Francis Ker **Fox**, von 1835 an Dir. des von seinem Vater 1806 gegründ. Brislington House Asylum bei Bristol, von 1867 an mit seinem Sohne (78 J. alt).

7./19. 1887 Eröffn. der psychiatr. **Klinik** in **Moskau**, anlässlich des Congresses russ. Irrenärzte, nahe der Universität mit 50 Betten (30 M. u. 20 Fr.), erbaut nach Plänen des Prof. Kojevnikow f. 1,250,000 Frc., Geschenk der Frau W. A. Morosowa in Moskau v. 11. Dec. 1884.

8. 1764 * Dr. Fr. E. **Fodéré** in St. Jean de Maurienne, Arzt d. Irrenanst. in Marseille v. 1804—1814 († 4. Febr. 1835).

1809 * Dr. Fr. **Brenner**, Prof., Dir. der Irrenanst. zu Basel, Schweiz († 31. Oct. 1875).

1881 † Dr. Giorgio **Mochi**, Arzt des Manicomio Castel Pulci, Filiale von Florenz, Ital. (* 27. Oct. 1831).

9. 1865 Das Grossherzl. Landeshospital zu **Hofheim**, Hessen, wird

Heil- u. Pflegeanst. f. 400 Geisteskr. beiderlei Geschlechts; früher für körperl. u. geistig Sieche. Regulativ f. Aufn. u. Entlass. v. 9. Jan. 1866, revidirt am 29. Mai 1877.

1881 † Dr. C. **Karuth** an Darmverschlingung. Dir. der Prov.-Irrenanst. zu Sorau, Prov. Brandbg. (* 1809).

10. 1780 * Dr. K. **Hohnbaum** zu Coburg, Verf. von „Psych. Gesundheit u. Irreseyn in ihren Uebergängen, 1845". Mitred. d. Nasse'schen Zeitschr. f. psych. Aerzte († 17. Sept. 1855).

1878 † Dr. A. **Guérin du Grand-Launay**, 90 J. alt, zu Angers, von 1829—44 Gründer u. Dir. einer Privatanst., welche er aufgab u. Dir. der Irrenanst. zu St. Dizier, Frankr., wurde.

1884 † Dr. W. H. **Parsey**, Dir. des „Warwick County Lunatic Asylum" zu Hatton bei Warwick, Engl. Unter ihm wurde 1852 auch die Anst. f. 200 Kr. eröffnet. Jetzt 670 Kr. mit separatem Gebäude für Idioten.

11. 1802 * Dr. F. W. Ch. **Roller** zu Pforzheim, seit 1842 Dir. der Irrenanst. Illenau, Baden († 4. Jan. 1878).

1854 * Dr. W. Benj. **Goldsmith** zu Bellona, Yates County, N. Y., Dir. des Butler Hospital for the Insane († 21. März 1888).

1855 † Dr. **Warneford**, Hauptbegründer von „Warneford Lunatic Asylum" zu Headington Hill, Headington, Oxon., Engl., wozu er 70,000 L. beisteuerte.

1876 † Dr. L. Ch. **Mérier** am Schlagfluss, Dir. der Irrenanst. zu Armentières, Frankr. (* 8. Mai 1804).

12. 1841 † Dr. Ch. H. **Marc**, Leibarzt zu Paris, Verf. von „De la folie considerée dans ses rapports avec les questions méd.-judiciaires. Paris, 1840 2 Vol." (* 4. Nov. 1771).

1842 Eröffn. des „Etablissement pour femmes alienées" zu **St. Crond**, Prov. Limburg, Belg., mit 12 Frauen unt. d. Priorin Judith Proost.

1882 † Dr. **Bunge** an Apoplexie, dirig. Arzt der Wasserheilanst. zu Nassau (47 J. alt).

Eröffn. der Prov.-Irrenanst. zu **Bonn**, Rheinpr., unt. Dir. Dr. W. Nasse f. 300 Kr. Neubau mit 15,13 ha, für 4,000,000 M. Klinik.

1885 † Dr. Daniel **Noble** zu Manchester, 75 J. alt. „Elements of psychol. Medicine“, „The brain and its Psychologie“, „The Human Mind in its Relations with the Brain and Nervous System.“

13. 1799 * Dr. Ant. L. J. **Bayle** zu Vernet (Basses Alpes), Prof., Arzt an Charenton, beschrieb zuerst die „dem. paral.“ († 3. März 1858).

1867 Es **brannte** 9 Uhr Morg. die Irrenanst. zu **Luxemburg** gänzl. ab. Ein Kr. soll das Feuer angelegt haben. Alle gerettet.

14. 1806 * Dr. Ces. **Castiglioni** zu Arluno, Prov. Mailand, Prof., Dir. in Mailand, Ital., psych. Schriftsteller († 6. Oct. 1873).

1830 Eröffn. der Irrenheilanst. zu **Leubus**, Schles., unt. Dir. Dr. M. Martini (die Pensionsabth. am 14. Jan., die öffentl. am 4. Febr.) in einem 1695—1740 gebauten Cisterzienserkloster, 4 Acres, f. 218 Kr.

1848 Das neuerbaute, aber noch nicht mit Kranken belegte, für Gefährliche und Tobende bestimmte 3stöckige, 79 Fuss lange Zellengebäude, des zu einer kantonalen Irrenanst. umgewandelten früheren Benediktinerklosters Pfäfers, **St. Pirminsberg**, Schweiz, **brannte** ab. Nachlässigkeit eines Schreiners.

1878 † Dr. Giuseppe **Girolami** in Rom, Prof., 1850 Dir. d. Irrenanst. zu Pesaro, 1866 Dir. d. Irrenanst. zu Rom. Psychiatr. Schriftsteller (* 9. Oct. 1809).

15. 1783 * Dr. Joh. **Tschallener** zu Prenner bei Ischl, Tyrol, Dir. der Irrenanst. zu Hall v. 1834—53. Psychiatr. Schriftsteller. Gründer einer Untersützungskasse für entl. Pfleglinge († 14. Mai 1855).

1855 Eröffn. des „Government Hospital for the Insane“ zu **Washington**, District Columbia, Amer., unt. Dir. Dr. Ch. H. Nichols bis 1877 f. 180 Kr., jetzt unt. Dir. Dr. Godding 875 Kr.

1870 In der Irrenanst. zu **Rom**, jenseit des Tiber, wird ein junger Assistenzarzt von einem Kr. mit einer Scheere tödtlich verwundet u. entmannt.

16. 1807 * Dr. Isaac **Ray** zu Beverly, Mass., 1841 Dir. des „Maine Hosp. for the Insane“ in Augusta, dann v. 1847—67

des „Butler Hosp." zu Providence, Rhode Island, Amer. († 31. **März 1881**).

1843 Eröffn. des „New York State Lunatic Asylum" zu **Utica**, N. Y., unt. Dir. Dr. A. Brigham, der bis zu seinem Tode 1849 dort blieb; f. 600 Kr., mit 3 Stockw. u. 200 Acres Land. Von 1854—86 Dr. J. P. Gray. Ursprüngl. Kosten: 2,640,000 M.

17. 1773 * Dr. J. C. **Heinroth** zu Leipzig, Prof. der Psychiatrie v. 1811 an. „Lehrbuch der Störungen des Seelenlebens. 1818." „Lehrbuch der Seelengesundheitskunde. 1823." († 26. Oct. 1843.)

1798 Das Kgl. Generaldirectorium verfügt, dass die Zahl der Kranken in der neu zu erbauenden Irrenanst. zu **Neuruppin** für die Kurmark d. Prov. Brandbg. auf 100 festgestellt wird.

1803 * Dr. J. G. Ritter von **Riedel** zu Friedland, Böhmen, Dir. d. n. östr. Irrenanst. zu Wien († 7. Nov. 1870).

1814 * Dr. H. **Neumann** zu Breslau; Prof. d. Psychiat. a. d. Univ. zu Breslau u. Dir. der psych. Klinik daselbst, ebenso Gründer u. Dir. d. Privatirrenanst. zu Pöpelwitz bei Breslau von 1852—84 († 10. Oct. 1884).

1816 Eröffn. des **St. Hans-Hospital** bei Kopenhagen, Dänem., unt. Dir. Dr. J. H. Seidelin. Erster Neubau einer Irrenanst. in Dänem., f. 150 Kr. Plan angebl. von Esquirol.

1845 Der § 42 der Allgem. Gewerbeordnung in **Preussen** bestimmt, dass Unternehmer von Privat-Kranken- u. Privat-Irrenanstalten einer besonderen Concession des Minist. der Med.-Angelegenheiten bedürfen.

18. 1838 Eröffn. der Prov.-Irrenanst. zu **Owinsk**, Prov. Posen, unt. Dir. Dr. W. Beschorner. Um- u. Neubau 1879.

1864 In der Irrenanst. zu **Winnenthal**, Württ., fangen im Trockenlocale Gegenstände **Feuer**. Bald gelöscht.

19. 1808 * Dr. **Charrière** zu Vallon, Dir. des Asyls zu Fains, Meuse, Frankr. († 10. Juli 1867).

1811 * Dr. Eug. Joh. **Woillez** zu Montreuil-sur-Mer, war 10 J. Arzt d. Irrenanst. Clermont, psychiatr. u. vielseitiger Schriftsteller (auch Archäolog) († 4. Sept. 1882).

1879 † Dr. N. M. **Jacubowitsch**, Prof. in St. Petersburg, Verf.

vieler Schriften über die feinere Structur des Gehirns u. Rückenmarks (* 1816).

1885 Die Irrenanst. zu **Kankakee**, Illinois, Amer., **brannte** nieder, wobei 17 Kr. umkamen.

1888 Ministerialerlass in **Preussen**, die Privatanst. betreff. Nur ein Physikatsattest berechtigt zur Aufnahme in eine Anst.

† Dr. John **Millar** zu London am Bronchialcatarrh. Aerztl. Dir. zu Bethual House Asylum, früher Dir. von Bucks County Asylum. Mikroskopiker. „Alectona Millari.“ „Hints on Insanity.“ (* 1818.)

20. 1810 * Dr. Francis T. **Stribling** zu Staunton, Virg., Amer., Dir. des „Western Lunatic Asylum“, Virg. († 23. Juli 1874).

1812 * Dr. E. **Seguin** zu Clamecy (Nièvre), Frankr., gründete 1839 die erste Idiotenanst. in Frankr., seit 1848 in Amer., Schriftsteller in der Idiotie († 28. Nov. 1880).

1818 * Dr. E. **Meyer**, Med.-Rath u. Dir. der Irrenanst. Brake, Lemgo, Lippe-Detmold, Deutschl. († 9. Mai 1884).

1850 50j. Jubiläum von Prof. Dr. Fr. **Nasse** in Bonn, Rheinpr.

1883 † Dr. O. **Weyert** an schwerem Hirnleiden, 47 J. alt, Dir. d. Prov.-Irrenanst. zu Owinsk, Posen.

† Dr. Ule **Sandberg**, erster Dir. d. Irrenanst. Gaustadt, Norw. (* 9. Mai 1811).

21. 1841 Ministerial-**Rescript** in **Preussen** über das Verfahren gegen gemüthskr. Ausländer (v. Rönne-Simon II p. 421. Min.-Bl. 1841 S. 24), bei denen es genüge, dem kgl. Minist. der auswärt. Angeleg. die Aufn. anzuzeigen, „die missbräuchliche Benutzung einer Irrenanst. zum Zweck der Freiheitsberaubung sei nicht zu befürchten“.

1875 Gründung des **Schlesischen Hilfsvereins** für Geisteskr. unt. Dir. Dr. Jung.

Die Heilanst. **Winnenthal**, Württ., wird gleichzeitig Pflegeanst. unt. Dir. Dr. A. Zeller.

1881 Attentat eines Kranken in der Irrenanst. **St. Anne zu Paris** auf den Assistenten Dr. Boyer durch eine Nagelscheere ohne schwere Verletzung am Kopfe. Die Scheere war dem Kranken mit Verfolgungswahn durch seine Frau heimlich bei einem Besuche überreicht worden.

1884 Ein Kranker erschlug in der Irren-Siechenanst. zu **Dalldorf** bei Berlin den **Wärter**, der die Nachtwache hatte und sich im Schlafsaale, worin ein anderer Wärter mit 8 Kr. schlief, auf einem leeren Bette ausruhen wollte, mit einem Schrubber.

22. 1561 * Dr. Francis **Baco** von Verulam, Engl., (Naturphilosoph) († 9. Apr. 1626).

1846 Erster Anfang des **Idiotenwesens** in Amerika durch Bildung einer Commission unt. Vorsitz des Dr. S. G. Howe zu **Massachusetts.**

1871 † Dr. J. El. Fr. **Mitivié** zu Ivry bei Paris, Neffe v. Esquirol, an Pneumonie, Arzt d. Salpêtrière und der mit Esquirol 1824 gegründeten Privatirrenanst. zu Ivry (* 1. Nov. 1796).

23. 1883 † Dr. George M. **Beard** zu New-York an Pneumonie. Er war Einer der Gründer der „National Association for le protection of the Insane“ u. „New-York society of Neurol. and Electrologie.“ „Electricity as a Tonic. 1868“ (* 8. Mai 1839 in Montville Conn.).

1886 † Dr. Ed. **Lorent**, fr. Dir. der Irrenabth. d. allgem. Krankenhauses zu Bremen (* 10. Apr. 1809).

24. 1732 * W. **Tuke**, Gründer der retrait bei York u. Reformator der Irrenpflege in Engl. († 6. Dec. 1822).

1755 * Henry **Tuke**, Sohn des Reform. d. Irrenpfl. i. Engl., den er wesentlich unterstützte († 11. Aug. 1814).

1804 Kloster **Marienfeld**, Westph., wird zur ersten Irrenanst. in dieser Prov. bestimmt. Beschluss später aufgehoben.

1886 Das Armenhaus zu **Jackson**, Michigan, Amer., **brannte** ab. Mehrere Irre verbrannten. Feuer aus der Küche. Wasserbehälter leer. Temper. — 10° R.

25. 1755 * Dr. S. Th. von **Soemmering** zu Thorn, Westpr., Prof. in Mainz, München, bekannt durch seine Arbeiten über Anat. u. Phys. des Gehirns († 2. März 1830).

1860 Eröffn. des „Michigan State Retreat“ zu **Detroit**, Michig., Amer., f. 100 Kr., kathol. Insitut. Unt. J. G. Johnson.

1869 Eröffn. des Asyls **Vaucluse**, Dép. de la Seine, Frankr., Pavillons f. 700 Kr. mit 15 Acres. 4,000,000 Mark.

1874 Special-Reglem. zur Reorganisation d. Colonie **Gheel**, Belg.

1877 † Dr. L. Franc. **Lélut,** Arzt am Bicêtre, später der Salpétrière in Paris. Psych. Schriftsteller (* 15. Apr. 1804).

1879 **Feuer** zerstört total das State Lunatic Asylum Nr. 2 zu **St. Joseph,** Missouri. Die Kr. wurden in provis. Quartieren bis Apr. 1881 untergebracht u. bezogen dann die neue daneben gebaute Anst.

26. 1874 Eröffn. des „State Asylum for the Insane", bei **Athens,** Ohio, Amer., unt. Dir. Dr. A. B. Richardson, f. 600 Kr., 160 Acres, 4,000,000 M., 3 stöckig.

1881 † Dr. St. **Chomantowski,** Ordinator der Irrenanst. zu Warschau (* . . . . .).

1887 † Dr. Franz **Richarz** an Herzleiden, 1844 Gründer und bis 1872 Dir. der Priv.-Irrenanst. zu Endenich bei Bonn (* 4. Jan. 1812).

27. 1775 * Dr. J. von **Schelling** zu Leonberg, Württ., Prof. d. Philos. († 20. Aug. 1854).

1879 Eröffn. des „Camden County Asylum" zu **Blackwood,** New Jersey, Amer., unt. Dir. Mrs. Adaline B. Stiles f. 100 Kr.

1880 † Dr. C. Fr. C. **Flemming** in Wiesbaden, emer. Dir. d. Irrenanst. Sachsenberg, Schwerin, Meckl., Mitred. d. Allg. Ztschr. f. Psychiat., Reorganisator des Irrenwesens in Meckl. „Path. u. Ther. der Psychose. Nebst Anhang: Ueber das gerichtsärztl. Verfahren. Berlin 1859" (* 27. Dec. 1799).

1882 Neurologisches **Centralblatt** etc. redigirt v. Dr. E. **Mendel,** Berlin. Monatl. 2 Num.

1884 † Dr. **Le Page,** dir. Arzt der Irrenanst. zu Orleans, Frankr., 57 J. alt.

28. 1858 † Dr. John **Septimus,** ärztl. Dir. d. Irrenanst. West-Riding, Wakefield, Engl., 41 J. alt.

1870 In der Irrenanst. zu **Winnenthal,** Württ., geräth Mitternachts in einem Gesellschaftszimmer das Gebälk durch einen schadhaften Kamin in **Brand.** Bald gelöscht.

29. 1801 General-**Instruction** für das Land-Irrenhaus zu **Neuruppin,** Brandbg.

1814 † Dr. J. G. **Fichte** am Nervenfieber, Prof. d. Philos. in Berlin (* 19. Mai 1762).

1862 † Dr. J. B. **Friedreich** in Würzburg, Bayern, fr. Prof. in Erlangen, psychiat. Schriftsteller (* 19. Apr. 1796).

1864 Der Generalrath des Dép. du Rhône, Frankr., bestimmt, dass aus der überfüllten Irrenanst. **l'Antiquaille** 100 ruhige Kr. in Familien untergebracht werden.

1867 Erste Sitzung der **Berliner med. psychol. Gesellschaft** unt. Prof. Dr. W. Griesinger.

1875 Es **brannte** die Irrenanst. zu **Beaufort**, Frankr., ab; 3 Kr. verbrannten. Feuer muthmassl. d. e. Kr. angelegt.

Feuer durch einen Kr. angelegt, zerstört die Frauenseite u. das Verwaltungsgebäude der Anst. **Quebec**, Amer., wobei 26 Kr. verbrannten.

1879 † Dr. Ul. **Trélat** zu Mentone, Arzt d. Salpétrière, psych. Schriftsteller (* 13. Nov. 1795).

30\. 1856 † Dr. H. **Meckel** von Hemsbach in Berlin an Phthisis, Prof. der pathol. Anat. (* 8. Juni 1822).

1864 „**Arch. Italiano** per le malatie nervose e piú particolarmente per le Alienazioni mentale", red. v. A. **Verga**, C. **Castiglione**, S. **Biffi.**"

1879 † Dr. J. M. **Köppe** an Morphiumvergiftung, Prof., Dir. d. Prov.-Irrenanstalten zu Nietleben u. „Rittergut Altscherbitz", Prov. Sachs. (* 26. Mai 1832).

31\. 1827 Eröffn. des „**Limerick** District Asylum", Irl., f. 100 Kr., erbaut mit 29,511 Pf. St., 20 Acres. Radialer Bau. Jetzt 500 Kr. unt. Dir. Dr. Courtenay.

1867 † Dr. Alex. John **Sutherland** zu Brighton, Engl., Prof., Arzt am St. Luke's Hospital, psych. Schriftsteller. „Chinical lectures on insanity 1848" (* 1810).

1882 † Dr. M. **Ranney** an Pneumonie, Dir. d. „Jova-Hospital for the Insane" zu M. Pleasant, Amer. (* 1827 zu Vermont).

Februar.

1\. 1752 Eröffn. des Prov. Hospitals zu **Philadelphia**, Amer., durch einige Wohlthäter, an ihrer Spitze Dr. Th. Bond u. Benj. Franklin, in einem alten Gebäude mit einigen Zellen für

Irre. „An Act to encourage the establishment of a Hospital for the relief of the sick poor of this province, and for the reception and cure of lunatics." Im Dec. 1756 war ein neues Gebäude dazu vollendet, in dessen östl. Flügel die Irren kamen, 1796 in den westlichen. 1841 ein eignes Gebäude für sie bestimmt: „The Pennsylvania Hospital for the Insane."

1798 * Dr. A. W. **Göricke** zu Paris, Etatsrath, Dir. d. St. Hans-Hospital bei Kopenhagen von 1831—1863 (†2. Oct. 1885).

1843 Gründung eines **Hülfsvereines** für genesene weibl. Irre in der Salpêtrière zu **Paris** unt. dem Präs. Herzog von Liancourt.

1844 Eröffn. der Privatheilanst. für Psychisch.-Kr. zu **Pfullingen,** Württ., unt. Dir. Flamm.

1853 † Dr. **Hertzog,** erster Oberarzt der 1832 eröffn. Irrenanst. „Zur Mutter Gottes aller Leidtragenden" in St. Petersburg.

1861 Eröffn. von „City et County Lunatic Asylum" **Stapleton** bei Bristol, Engl., unt. Dr. H. O. Stephens.

† Dr. **Griolet** in Paris, wurde, als er einen irren Kr. um 5 Uhr Abends Besuch machen wollte, vom Fenster aus von ihm durch einen Schuss getödtet.

1864 Eröffn. der Irrenanst. „St. Vincenz" in Schwäb. **Gmünd** von d. barmh. Schwestern des heil. Vinc. v. Paula, unt. Superior F. S. Khuen († 13. Oct. 1867), Arzt Dr. Schabel.

1869 † Dr. Fr. **Hôspital,** Dir. d. Privatirrenanst. von St. Marie bei Clermont-Ferrand, Dép. Puy-de-Dôme, Frankr., 65 J. alt.

1880 Eröffn. des „Adam Nervine Asylum" zu **Jamaica Plain,** Massach., Amer., unt. Dir. Dr. F. W. Page, f. 30 Frauen.

1881 Eröffn. der Colonie „**Alteburg**" der Privatheilanst. f. Psych.-Kr. zu **Pfullingen,** Württ., unt. Dir. Dr. Flamm mit 300 Morg. f. 40 Kr.

1883 Eröffn. der Station für **Epileptisch**-Schwachsinnige in der Idiotenanst. zu **Scheuern** bei Nassau unt. Dir. M. D. Horny.

Eröffn. der Anst. f. weibl. **Epileptische** zu **Rath,** Postort Ratingen bei Düsseldorf, Rhpr., durch die Kongregation der Töchter v. heil. Kreuz mit 100 Betten. Früher Erziehungsanst. Arzt Dr. Fritze.

1885 Eröffn. der öffentl. Irrenheil- u. Pflegeanst. **Fagernäs** oder **Niewanniemi** bei der Stadt Kurpio, Finnl.. unt. Dir. Dr. Axel Aug. Hårdh.

2. 1797 * Dr. J. **Guislain** zu Gent in einer Künstlerfamilie, zuerst selbst Maler, dann 1819 Dr. med., Prof., seit 1829 Arzt der Irrenanst. zu Gent, Belg., seit 1835 Lehrer der normalen u. vergl. Psychologie a. d. Univ. Gent, 1837 der Geschichte u. Hygiene, seit 1850 der Psychiat. „Leçons orales sur les phrénopathies 1852“ († 1. Apr. 1860).

1815 * M. V. **Oudard,** Generaldir. aller Irrenasyle u. Wohlthätigkeitsanst. in Belg. († 6. Aug. 1886).

1859 Eröffn. des „State Asylum for **Insane Criminals**“ zu **Auburn** N. Y., Amer., f. 160 Kr. mit 3,000,000 M., 8 Acres, 3stöckig, unt. Dir. Dr. Edw. Hall bis Juni 1865, dann Dr. Ch. Van Anden bis 1870, dann Dr. W. Wilkie, welcher im Dienst 1876 starb. Jetzt Dir. Dr. C. F. M. McDonald, früher Dir. d. „King's County Lunatic Asylum“ bei Brooklyn, N. Y. Ueberfüllung, daher eine 2. Anstalt für 450 mit 250 Acres Land in Fishkill am Hudson projectirt. Eröffn. Febr. 1890.

1863 † Dr. J. **Guggenbühl** zu Montreux, Dir. d. Idiotenanst. auf d. Abendberge, Schweiz (* 13. Aug. 1816).

† Dr. P. H. Romain **Arnozan,** ärztl. Dir. d. Irrenanst. von La Rochelle, Frankr., 69 J. alt.

3. 1643 Bildung einer Gesellschaft „**Assistenza** e custodia dei dementi“ in **Florenz,** Ital.

1865 † Dr. M. A. **Ristelhuber** zu Strassburg. 1. Arzt d. Irrenanst. zu Stephansfeld, Elsass, bis 1840 (* 12. Nov. 1785).

1871 Gründung eines **Kreis-Unterstützungs-Fonds** für arme Irre d. Krs. Niederbayern.

1872 † Dr. Aug. **Krüger** am Typhus, Prof., seit 1860 Dir. d. Irrenanst. „St. Alexius-Haus“ zu Braunschweig, bis zu deren Auflösung 1865, 49 J. alt.

4. 1835 † Dr. F. E. **Fodéré,** Prof., Arzt d. Irrenanst. zu Marseille, Frankr., Verf. von „Traité du goître et du crétinisme“ 1800, (durch Heirath Vetter von Jos. Bonaparte, König von Spanien und Bernadotte, König von Schweden) (* 8. Jan. 1764).

1840 **Irrengesetz** in **Finnland.**

1863 † Dr. **Willing** am Zungenkrebs. Arzt an der Irrenheilanst. Siegburg, Rheinprov.

5. 1790 † Dr. Will. **Cullen** in England. Gab den Anstoss zu einer wissenschaftl. Bearbeitung der Psychosen. „First lines of the practice of Physic. 1778“ (* 11. Dec. 1712).

1838 **Irrengesetz** in **Genf**, Schweiz. „Loi sur le placement et la surveillance des aliénés“, ergänzt durch die Reglements v. 7. Apr. 1838 u. v. 14. Juni 1841.

6. 1622 * Thomas **Willis** in Bedwin, Grafsch. Wilt. Engl., Prof., Verf. von „Cerebri anatome, 1664“. „Circulus Willisii.“ „Affect. hyst. 1670“. „De anima brutorum 1672“ († 21. Nov. 1675).

1822 **Irrengesetz** in **Spanien.** In jeder Prov. oder f. 2—3 sei eine neue Anst. zu gründen. Nicht ausgeführt.

1880 Eröffn. der städt. neuerbauten Irrenpflege- u. Siechenanst. zu **Dalldorf** bei Berlin, unt. Dir. Dr. C. Ideler f. 1000 Kr.

1886 † Dr. B. G. **Eschenburg**, seit 1835 dir. Arzt der Irrenanst. in Lübeck, welche er reformirte (* 1810 in Lübeck).

7.(?) 1857 Dr. **Geoffroy**, dir. Arzt der Irrenanst. zu Avignon, Frankr., machte Morgens seine Visite. Ein **Epileptiker** klagte üb. das Knie. Als Jener untersuchte, stiess der Kranke ihm einen Meissel in die Seite. Der **Tod** erfolgte.

8. 1786 * Dr. J. H. **Seidelin** zu Kopenhagen, Dir. des St. Hans-Hospitals bei Kopenhagen v. 1816—1853 († 12. Mai 1855).

1834 Zustimmung des Ministers von Altenstein an Dr. H. Damerow, dass im Anschluss und in der Nähe der Irrenanst. bei **Halle,** Prov. Sachs., eine **Irrencolonie** angelegt werde.

1878 † Dr. **Landerer** an langjähr. Magenübel. Dir. u. Gründer d. Privatirrenanst. zu Göppingen, Württ. (* 28. Aug. 1814).

† Dr. J. **Stolz** an Apoplexie. Dir. der Irrenanst. zu Hall, Tyrol (* 4. Febr. 1811).

1884 Es **ermordete** eine Irre zu **Leyme**, Arrond. de Figeac, Frankr., ihre Wärterin, als diese in ihre Zelle trat. Jene schlug die Thür zu und entriss den Schlüssel. Die durch Schreien herzugerufenen Wärterinnen mussten die That ansehen. Als die Thür aufgebrochen, war die Wärterin im Verscheiden.

9\. 1850 Der grosse Rath des Canton **Bern**, Schweiz, beschliesst eine Heil- u. Pflegeanst. zu **Waldau** f. 200 Irre zu bauen, nachdem er 1845 sich entschieden, das alte schlechte Local zu verlassen. 1855 wird Waldau unt. ärztl. Direction eröffnet.

10\. 1845 † Dr. Samuel **White**, Dir. des Privatasyles zu Hudson, Amer. (* 23. Febr. 1777).

1878 † Dr. Claude **Bernard** in Paris an Urämie, Prof. „Leçons sur la physiologie et la pathologie du système nerveux. 2 Vol. Par. 1858." (Einfluss des Gehirns auf die Leber.) (* 12. Juli 1813.)

1885 **Brand** im Asyle d'aliénés de **Villejuif**, Frankr., im Wirthschaftshause ohne bekannten Anlass. Wasser fehlte gänzlich in der Anst. Die Evacuirung der nächsten Abth. ging in aller Ordnung vor sich. Zwei Unterbediente, welche aus dem Fenster der 1. Etage sprangen, trugen leichte Verletzungen davon. Schaden 125,000 Frcs.

1888 † Dr. Giambattista **Mencucci**, seit 1865 Dir. der Irrenanst. zu Ancona, Ital. „Resoconti statistici." Feuriger Patriot. (* 1809 zu Ancona.)

11\. 1650 † R. **Descartes** (Cartesius) zu Stockholm, der scharfsinnigste Philosoph der Franzosen u. Begründer der neueren Philos. Sitz der Seele im Gehirn, namentlich in der Zirbeldrüse (* 31. März 1596).

1681 Es befahl der Vice-Legat Nicolini, dass die Irren der Stadt **Avignon**, Frankr., in den Thurm der „Officialité" aufgenommen würden, der ältesten selbständigen Irrenanst. in Frankr.

1786 * Dr. James C. **Prichard** zu Ross, Herefordshire, Engl., psych. Schriftsteller. Commiss. of lunacy zu London († 22. Dec. 1848).

1860 Beschluss der Gründung einer **Idiotenanst.** zu **Kentucky** f. c. 175 Zöglinge.

1862 † Dr. Luther V. **Bell** an Endocarditis, Dir. des McLean Asylum, Mass., Amer. (* 30. Dec. 1806).

1880 † Dr. W. C. **Chipley** an Herzkrh., Dir. des Sanatorium zu College Hill, Ohio, Amer. (* 1816 in Lexington).

1884 Eröffn. der psych. **Klinik** zu **Siena,** Ital., unt. **Prof. Dir.** Dr. Paolo Funaioli in d. Irrenanst. zu St. **Nicolaus.**

12. 1783 Genehmigung des Bauplanes der Irrenanst. zu **Salzburg** auf dem Terrain des Bruderhauses als freistehendes Gebäude mit Einzelzimmern f. 21,000 G. Vorher waren Mitte d. vor. Jahrh. im Hofraum des Bruderhauses — Versorgungsanst. f. städt. Dienstboten — 3 bis 4 einschossige kl. Häuschen nur „pro furiosis". 1782 am Feste des 1200j. Bestehens des Erzbisthums Salzburg Stiftung des Fürst-Erzbischofs Hieronymus aus eigenen und fremden Mitteln f. d. Irren, wobei auch Heilung ins Auge gefasst wurde. 1801 Raummangel. 1808 Ankauf des „Kammerlohrhofes" in Vorstadt Mühlen mit 3 Jochen u. Ausbau von 15 Zellen in 3 Geschossen. 1818 braunten Bruderhaus u. Irrenhaus ab u. d. Kr. kamen in das jetzt noch benutzte Gebäude. Bis 1852 Dependance des St. Johannishospitales (cf. 30. Mai u. 2. Aug.).

1804 † Dr. Immanuel **Kant,** Prof. d. Philos. in Königsberg, Prss. „Kritik der reinen Vernunft. 1788." „Grundlegung der Metaphysik der Sitten. 1798" (* 22. Apr. 1724).

1812 Eröffn. des **Nottingham** Asylum, Snenton, Engl., f. 80 Kr. unt. Dir. Apoth. Thomas Morris. 3stöckig, 21 Acres f. 400,000 M. Hier die erste Polsterzelle unt. Dr. Towell (12 solcher Zellen). Jetzt 400 Kr.

1814 **Verordnung** des Königs Wilhelm I in Holland, betr. das Irrenwesen.

1840 † Dr. M. von **Lenhossek,** Prof. zu Pesth, Protomedicus von Ungarn, „Darstellung des menschlichen Gemüths. 2. Bd. 1824" (* 11. Mai 1773).

1869 Einsetzung einer Commission in **Frankr.** unt. Präs. Boudet, um das Irrengesetz v. 1838 zu revidiren.

1882 † Dr. **Lolliot,** Gründer u. Dir. der maison de santé de Suresnes, Seine, bei Paris, 42 J. alt.

1883 † Dr. Henry Clifford **Gill** an Pleuropneumonie, seit 1869 assist. Superint. des North Riding Asylum von York, 1874 Chefarzt d. York Lunatic Asylum in Bootham (* 1840).

1885 Zu **Philadelphia,** Amer., bricht Nachts **Feuer** in der Männerabth. der Irrenanst. aus. Die Anst. brennt gänzl. nieder. Ein geistesschwacher Neger bekannte sich als Thäter, verführt durch einen Wärter, der sich an dem dir. Arzte rächen wollte. Viele sprangen zu den Fenstern heraus, Andere zerstreuten sich in die Stadt. Von 658 Kr. kamen 28 um.

13. 1489 Gründ. der „Casa de Orates" in **Valladolid**, Span., „worin Irre und Personen aufgenommen werden sollen, die nicht bei Troste sind, damit sie geheilt, geleitet und berathen werden", unt. Vict. Lazar Barrasa.

1802 * Dr. **Klotz** zu Dohna, von 1830—1867 Hausarzt der Irrenheilanst. Sonnenstein, Sachs. († 2. Jan. 1867).

1886 † Dr. Franc. **Baldini** in Montecchio-Precalcino, Dir. der Prov.-Irrenanst. Cantazaro, Ital., 35 J. alt.

14. 1787 In **Lübeck** beschlossen Rath u. Bürgerschaft, ein neues Haus (das jetzige) für Irre mit 34,000 M. Lüb. zu bauen. Bau 1788 vollendet.

1804 * Dr. L. **Deboutteville**, Dir. d. Irrenanst. St. Yon, Frankr., v. 1830—1863 († 14. Aug. 1881).

15.(?) 1858 Dr. **Huart**, Dir. der Irrenanst. zu **Mons**, Frankr., wird von einem Irren durch mehrere Messerstiche in Schenkel und Unterleib **verwundet**.

1865 Eröffn. der neu gebauten Irrenanst. **Brenty**, Dep. Charente, Frankr.

16. 1805 Installirung des Med.-Raths Dr. **Langermann** in Bayreuth als Arzt des Irrenhauses St. Georgen u. Mitgl. d. Director. f. 600 G. u. 4 Simra Korn, nebst Fourage f. 2 Pferde u. Gratification f. Pensionäre.

1822 **Beschluss** der ausserordentlichen Cortes in **Spanien**, bestätigt durch königl. Befehl vom 8. Sept. 1826, dass Irrenhäuser von anderen Spitälern getrennt werden sollen.

1839 Ministerial**rescript** in **Preussen**, wonach die öffentl. Irrenanst. keine Kr. auf Privatrequisite (auch nicht der Eltern u. Vormünder), sondern nur auf Antrag einer Polizeibehörde aufnehmen dürfen.

1865 † Dr. L. P. **Gratiolet**, Prof., zu Paris. Verdient um die Gehirnanatomie (* 6. Juli 1815).

1880 † Dr. J. E. **Belhomme**, Assistent Esquirol's, dann Dir.

einer von seinem Vater 1785 gegründeten Privatheil**anst.** bei Paris. Mitbegründer d. Société méd.-psych. in **Frankr.**, psych. Schriftsteller (* 1800 in Paris).

1881 † Dr. J. C. **Hawthorne** an Apoplexie, Dir. der Oregon-Irrenanst. (* 12. März 1819).

17. 1798 * Dr. F. E. **Beneke**, Prof. d. Philos. in Berlin. „Lehrb. der Psychologie als Naturwissenschaft 1833." „Beiträge zu einer rein seelenwissenschaftl. Bearbeit. der Seelenkrankheitskunde 1824." „Das Verhältniss von Seele u. Leib 1826." (Seit 1. März 1854 vermisst, am 3. Juni 1856 im Wasser gefunden.)

1852 Eröffn. der Privatirrenanst. zu **Pöpelwitz** bei Breslau, Schles., durch Prof. Dr. H. Neumann, f. 40 Kr.

1870 Grundstein zum Neubau des Manicomio di S. Nicolo zu **Siena**, Ital., neben dem alten Asyle nach Plänen d. Dir. Dr. C. Livi.

18. 1870 † Dr. R. **Poole** zu Coupar-Angus an Altersschwäche, dir. Arzt des „Royal Lunatic Asylum" zu Montrose, Schottl., v. 1838—45, dann bis 1866 Dir. einer Privatirrenanst. zu Middlefield in Aberdeenshire (90 J. alt).

1872 † Dr. Gius. Luigi **Gianelli** zu Florenz an Lungenentz., Prof. d. gerichtl. Medicin in Padua, Ital., um Psychiat. verdient (* 1799 in Abano).

1880 Eröffn. des „State Hospital for the Insane" zu **Norristown**, South Eastern district, Penns., Amer., unt. Dr. R. H. Chase u. Dr. A. Bennett, f. 800 Kr.

19. 1594 **Edict** des Kurfürsten **Johann Georg** von Brandbg., in welchem „wegen der Strafe des Allmächtigen, die sich an einigen besessenen Personen zu Spandau äussert", strenge Verordnungen erlassen werden.

1806 * Dr. H. Th. **Archambault** zu Tours, Chefarzt v. Charenton in Paris († 12. Dec. 1863).

1884 Beschluss eines Vereins unt. Präs. Ritter, ein Haus f. 40 **epil.** Kinder auf dem Rüti bei Zürich f. 207,040 Fr. zu bauen. Constituirung am 17. Dec. 1884. Eröffn. d. 31. Aug. 1886 unt. Hausvater Fr. Kölle. 254,480 Frcs., für Terrain 81,000 Frcs. Beschluss 1887 zu einem Neubau für 60 erwachsene weibl. Epileptische.

20. 1759 * Dr. Vinc. **Chiarugi** zu Empoli, Dir. der von ihm gegründeten Irrenanst. Bonifacio, Florenz, Ital., Verf. v. „Trattado med. anal. della pazzia. 1793“ († 22. Dec. 1820).

1872 Eröffn. eines **Lehrstuhles** f. Psychiat. zu **Rom** durch Prof. Gius. **Girolami**, Dir. d. Irrenanst. zu Rom.

21. 1677 † Baruch **Spinoza** an Phthisis, Philos. in Haag, Holland (* 23. Nov. 1632).

1808 * Joh. Conr. Wilh. **Loehe**, Gründer d. Idiotenanst. zu Neuendettelsau, Bayern († 2. Jan. 1872).

1860 Eröffn. des „Longview Asylum“ zu **Carthago**, Ohio, Amer., unt. Dir. Dr. Langdon, f. 400 Kr., 3 u. 4stöckig mit 117 Acres, Kosten 3,800,000 M. Getrennt davon das Hosp. für Farbige.

1883 † Dr. Fr. von **Rinecker**, seit 1863 Dir. der psychiatr. Klinik zu Würzburg (* 3. Jan. 1811).

22. 1810 Im Code pénal von Napoléon I. steht: „diejenigen, welche Irre (insensés) oder Tobende oder schädliche und wilde Thiere herumschweifen lassen, diejenigen, welche ihre Hunde gereizt oder nicht zurückgehalten haben, wenn sie die Vorübergehenden angreifen oder verfolgen, selbst wenn kein Uebel oder Schaden daraus entsteht, sollen bestraft werden.

1829 * Dr. Fr. **Siebert** zu Würzburg, Prof., seit 1864 Dir. der psychiat. Klinik u. d. Irrenanst. zu Jena († 20. Mai 1882).

1856 Eröffn. des „North Carolina Insane Asylum“, bei **Raleigh**, North Carolina, Amer., unt. Dir. Dr. E. Grisson f. 225 Kr. mit 200 Acres Land, 3stöckig, 1,000,000 M. Kosten.

1880 † Dr. H. **Dick** an Herzleiden. Dir. d. Kreisirrenanst. zu Klingenmünster, Bayern (* 25. Nov. 1814).

† Dr. Henri **Trémant**, dir. Arzt der Irrenanst. zu Vannes, Frankr., 39 J. alt.

1882 † Dr. **Broc** an einer Gehirnaffection, Dir. d. Irrenanst. zu Quatre-Mâres, Frankr., 46 J. alt.

1883 † Dr. G. Mackenzie **Bacon** an Peritonitis, Dir. d. Irrenanst. zu Fulbourn, Grafsch. Cambridge, Vertreter der Psychiat. a. d. Univ. Cambridge, 47 J. alt.

1887 † Dr. Rud. **Loechner** zu München an Dem. par., Dir. d. Kreisirrenanst. zu Klingenmünster, Rheinpfalz (* 15. März 1838).

23. 1777 * Dr. Samuel **White** zu Coventry, Connect., Dir. d. Privatasyls zu Hudson, Amer., 1. Vice-Präs. der Ass. of Med. Sup. of Amer. Instit. for the Insane († 10. Febr. 1845).

1815 **Verordnung** in **Belgien**, dass die definitive Sequestration der Irren in den besonderen Anstalten mittels eines Befehles der Tribunale 1. Instanz auf das Ausuchen der nächsten Verwandten oder auf die amtliche Requisition der königl. Procuration bewirkt werde. Revocirt durch Verordnung v. 9. Oct. 1830.

1821 Landes**gesetz** in **Sachsen-Weimar**, welches die Irrenpflege regelte.

1845 Die Irrenanst. in **Königsberg** i. Preuss. **brennt** grösstentheils ab, wobei 5 Personen verbrannten, darunter 3 irre Frauen. — 14° R., Wasser fehlte. 200 Kr. zum Theil nackt u. ohne Obdach. Entstehung unbekannt. Die Anstalt brannte schon im April 1834 grösstentheils ab.

1873 † Dr. J. H. **Borrel** an Herzleiden, seit 1852 Dir. der Irrenanst. Préfargier, Schweiz (* 18. Dec. 1812).

1877 Eröffn. des „Manicomio Hermanos de San Juan de Dios“ zu **Ciempocaelos**, Prov. Madrid, Span., Privatanst. des Dr. Angel Hércules Menny y otro für 25 Männer.

24. 1588 † Dr. Joh. **Weyer** auf einer Reise nach Tecklenburg, Leibarzt des Herzogs Wilhelm III. von Jülich-Cleve-Berg. Verf. des „de praestigiis daemonum 1563“ (* 1515 in Grave, Nord-Brabant).

1871 Eröffn. von „County City Asylum“ zu Burghill bei **Hereford**, Engl., unt. Dr. T. A. Chapman f. 400 Kr. mit 110 Acres u. 1,800,000 M. Kosten.

25. 1826 Eröffn. der Irrenanst. für Männer „St. Athanase“ zu **Quimper**, Dép. Finistère, Frankr.

1862 † Andrew **Reed**, Gründer der Idiotenanst. zu Earlswood, Engl. (* 27. Nov. 1787).

1868 † Dr. Lud. **Tuerck** zu Wien, berühmter Neurolog u. Laryngolog (* 22. Juli 1810).

1874 Eröffn. der Idiotenanst. zu **Strengnäs**, Schweden.

26\. 1410 Gründung der Irrenanst. zu **Valencia**, Span., für umhervagabondirende Irre durch Bruder Juan Gilaberto Jofré.

1821 * Dr. Alb. **Vorster** zu Hamborn bei Ruhrort, Dir. d. Prov.-Irrenanst. Bethesda zu Lengerich, Westph., früher Leibarzt des geisteskr. letzten Herzogs in Bernburg († 22. Juni 1886).

1881 Errichtung der Privat-Idiotenanst. zu **Marsberg**, Westph., durch einen Verein.

1882 † Dr. Luigi **Brugnoni** in Astino durch Suicid mit Chloroforminhalation nach langem psych. Leiden, erster Arzt und Inspect. der Irrenanst. der Prov. Bergamo (* 1817 in Pavia).

1886 † Dr. L. A. E. **Billod** zu Château-Gonthier (Mayenne), früher Dir. d. Irrenanst. zu Blois u. St. Gemmes bei Angers, bis 1880 Dir. d. Irrenanst. Vaucluse bei Paris. Psych. Schriftsteller (* 1818 in Brianca, Haut-Alpes.).

27\. 1775 † Dr. J. E. **Greding**, Arzt des Correctionshauses zu Waldheim, Sachs., Schriftsteller über Epil. u. Geisteskrankh. (* 22. Juli 1718).

1834 Die Heil- und Pflegeanst. **Zwiefalten**, Württ., wird nach Eröffn. d. Anst. von Winnenthal **Pflegeanst.** unt. Dir. Dr. Elser.

1887 In der Irrenanst. zu **Andernach** überwältigen auf d. Isolirabth. 2 Gewohnheitsdiebe mit Paranoia, ein fr. Wärter mit Paranoia u. Trieb zur Gewaltthätigkeit u. ein Epileptiker ihre Wärter, schliessen sie ein, kleiden sich um u. entweichen. In den nächsten Tagen zurückgebracht; nur der Epilektiker kam bis New-York.

28\. 1759 * Dr. J. Ch. Fr. **Reil** zu Aurich, Ostfriesl., Prof. 1787 in Halle, 1810 in Berlin († 22. Nov. 1813).

1806 * Kanonikus **Maes** zu Sweuegen, Dir. d. Anst. St. Julien zu Bruges, Bel., Gründer d. Anst. St. Anne zu Courtray, der Anst. Cortenberg zu Erbs-Querbs, d. Hilfsanst. St. Julien zu Bruges; unter ihm standen die meisten belg. Irrenanst. Ausserdem gründete er „St. Georges retreat“ in Burgess Hill, Sussex.

März.

1\. 1743 Fürstbischof Friedr. Carl von Schoenborn verordnet, **dass** die „delirantes et simul furiosi" ins Juliusspital in **Würzburg** gebracht werden, die „placide delirantes et non furiosi" in den Landesspitälern verbleiben sollen. 6 Blockhäuser werden für Jene im Spitale erbaut. 1841 Umbau unter Dr. Marcus für 100 Kr.

1801 Eröffn. der ständischen Land-Irrenanst. der Kurmark zu **Neu-Ruppin**, Brandbg., erster gegliederter Neubau einer Irrenanst. in Deutschl., durch die Stände der Kurmark für 100 Kr. mit 45,381 Thalern unt. Inspect. Woelke. Ein Chirurg Zesch wohnte in der Anst. Der Arzt d. Anst. Dr. Stosch wohnte in Berlin. Langermann revidirte d. Anst. 1810, fand die Wahl des Ortes an den Mauern der Stadt u. wegen des Grundwassers schlecht gewählt, die Anst. in Linienform mit 3 Etagen zum Arbeitshause für Halbgeheilte geeignet. Verpflegung sehr gut, jeder Kr. erhielt tägl. 1 Quart Bier. Aufgelöst u. verkauft 1865 nach 64j. Wirksamkeit.

1834 Eröffn. der Irrenheilanst. **Winnenthal,** Württ., unt. Dir. Dr. A. Zeller f. 90 Kr. in einem früh. Jagdschlosse.

1840 Eröffn. der psychiatr. **Klinik** in **Florenz** bei Gelegenheit der Reform der med. Studien in Toscana, obligatorisch mit Examen, durch Prof. Dr. Vinc. Capuchi, Dir. d. dortigen Irrenanst. Dauert nur 1 Jahr u. wurde bis 1844 unterbrochen, wo sie Prof. Franc. Bini mit der Direction der Anst. im Nov. übernahm u. d. 8monatl. Kurs über 40 J. hindurch fortsetzte bis März 1885. Nach seiner Pensionirung ist Dr. Grilli an dieser Stelle. Schon 1805 hatte Dr. Vinc. Chiarugi einen solchen Kurs abgehalten und erhielt am Schluss von den Zuhörern sein Bild, wovon noch jetzt die Verwandten ein Exemplar bewahren.

1846 Selbständige Stellung der Irrenanst. in **Prag** unt. Dir. Dr. G. Riedel.

1847 In **Valladolid,** Span., wird der Palast des Don Alvaro de Luna, genannt „Casa del Cordon", von der 1489 gegründet. Irrenanst. gekauft und eingerichtet. 14 Provinzen sandten ihre Kr. dahin.

1852 Eröffn. vom „State Hospital for the Insane" bei **Nashville**, Tennessee, Amer., f. 350 Kr. Dir. Dr. J. H. Callender. 3stöckig, 455 Acres.

1854 † Dr. F. E. **Beneke** in Berlin durch Suicid., Prof., „Lehrb. der Psychol. als Naturwissensch. 1833" (* 17. Febr. 1798).

1873 Eröffn. des „Hudson County Lunatic Asylum" zu **Jersey City**, New Jers., Amer., unt. Dir. Dr. S. W. King für 220 Kr.

1874 Der Polizeipräsident von **Paris** verbietet Prosper Lucas, Magnan u. Bouchereau **klinische** Vorträge in d. Irrenanst. St. Anne bei Paris zu halten. Verbot bald aufgehoben.

1883 Eröffn. der Irren- u. Idiotenanst. „St. Bernardin" zu **Hamb**, Regbz. Düsseldorf durch die Franziskanerinnen f. 65 Kr.

Eröffn. des „Arkansas State Lunatic Asylum" zu **Little Rock**, Amer., unt. Dir. Dr. C. C. Forbes f. 250 Kr.

1886 Eröffn. der Irrenanst. **Lesvellec** bei Vannes (Morbihan), erbaut nach den Plänen von Dumesnil, Lunier u. Foville, f. 500 Kr., darunter 60 Pensionäre, mit 70 Hect. Land unt. Dr. Taguet.

Eröffn. der **Trinker**heilstätte zu **Nieder-Leipe**, Krs. Jauer, Schles., unter Hausvater Kühn f. 7 M., durch den Trinker-Asyl-Verein in Schles. Schloss unentgeltl. von H. v. Sprenger hergegeben.

1887 Eröffn. der psychiat. **Klinik** zu **Padua**, Ital., unt. Prof. Dr. Aug. **Tebaldi** in d. Irrenabth. des dortigen Spitales.

2. 1830 † Dr. S. Th. von **Soemmering** zu Frankfurt a. M. an Altersschwäche. Gehirnanatom. Preis für die besten Leistungen in der Physiologie. „Ueber das Organ der Seele. Mit 3 Taf. 1796" (* 25. Jan. 1755).

1880 † Dr. Ed. **Güntz** zu Meissen, Gründer d. Privatanst. **Thonberg** bei Leipzig (* 1. Apr. 1800).

† Dr. Const. von **Seyfert**, Arzt an der Irrenanst. zu St. Petersburg.

1885 † Dr. W. A. F. **Browne** in Dumfries, Schottl., 1834 dir. Arzt a. d. Irrenanst. zu Montrose, 1839 im Crichton Asylum zu Dumfries. 1858—70 „First commissioner of the Scotch Lunacy board"; seit 1870 erblindet, 79 Jahre alt. Psych. Schriftsteller.

1887 Das Pensionshaus „Hermon" in d. Anst. f. Epileptische in **Bielefeld brennt** ab. Niemand verunglückt. Ein Probewärter ist der Thäter.

3.(?) 1858 † Dr. A. Laur. Jessé **Bayle** zu Paris, Prof., Arzt am Charenton. „Recherches sur l'arachnitis chronique comme cause de l'alien. mentale. Paris 1822." „Maladies mentales. 1826" (* 13. Jan. 1799).

1875 † Dr. Forbes **Winslow** zu Brighton an Urämie, Dir. einer Privatheilanst., Herausg. d. „J. of Psych. Med. and Mental Pathol." „On obscure diseases of the Brain and Disorders of the Mind. Lond. 1860" (* Aug. 1810).

4. 1817 * Pfarrer **Bost** in Moutier-Grandval bei Bern, Gründer d. ersten Anst. f. **Epileptische** in Laforce, Frankr. († 1. Nov. 1881).

1884 **Feuer** im Centralgebäude von „Nova Scotia Hospital for Insane", **Halifax**, Amer., von einem Wärter bemerkt, zunächst durch 2 Extincteurs dann durch Wasser bald gelöscht. Der durch Telephon nach Halifax u. Dartmouth gemeldete Hilferuf konnte widerrufen werden.

1885 Neuer Statuten-Entwurf des „**Vereins** für Psychiatrie u. forensische Psychologie" in Wien. Ztschr. desselb. „Jahrbücher f. Psychiat." herausg. v. Th. Meynert u. **Fritsch**.

5. 1815 † Dr. Fried. **Mesmer**, Erfinder des Mesmerismus, in Meersburg am Bodensee (* 23. Mai 1733).

1858 Erlass eines **Irrengesetzes** in **Schweden**.

1866 † Dr. John **Conolly** am Schlagfluss, vom 18.—22. Jahre Soldat, studirte, schon verheirathet, in Edinburgh, graduirte 1821 mit „Diss. de statu mentis in insania et melancholia", practicirte in Chichester u. Stratfort-on-Avon, schriftstellerte, ward 1828 Prof. in London 3 J. lang, veröffentlichte „The indications of insanity. 1830", **resignirte**, ging nach Warwick, schrieb Artikel für die Cyclopaedia of Practical Medicin u. die British and Foreign Med.-Chir.-Review. Nach 7 Jahren erhielt er am 1. Juni 1839 die

Stelle als Arzt am Hanwell Asylum mit 850 Kr., u. a. 21. Sept. begann er mit der Beseitigung jedes mech. restraint. Er resignirte 1843, blieb noch einige Zeit besuchender Arzt u. hielt Vorlesungen, gründete eine Privatanst. u. blieb bis zu seinem Tode in Lawn House, dem Dorfe von Hanwell (* 7. Mai 1794).

1877 Gründung eines **Hülfsvereins** f. entlass. Irre im Canton Aargau, **Schweiz**, unt. Dir. Dr. Schaufelbuel i. Königsfelden.

1881 Es **verbrannte** in der Irrenanst. zu **Danville**, Penns., Amer., die ganze Frauenseite, 1/4 der Männerseite und das Centralgebäude. 9 Kr. entflohen. Niemand kam um. Entstehung unbek. Wasser fehlte. Schaden 450,000 D.

1885 † Dr. Gabriele **Buccola** zu Turin, seit 1881 Arzt am Maniconium zu Turin, Docent d. Psychiat., psych. Schriftsteller (* in Palermo).

6\. 1835 * Dr. A. von **Gellhorn** zu Neusalz, Dir. d. Prov.-Irrenanst. zu Ueckermünde, Pomm. († 6. Nov. 1882).

1861 Eröffn. des „State Hospital for the Insane" zu Mount **Pleasant**, Jowa, Amer., f. 350 Kr., 3stöckig, mit 350 Acres für 70,000 L. unt. Dir. Dr. H. A. Gilmar.

1866 † Dr. P. Vit. **Troxler** zu Bern, Prof. Verdient um den Cretinismus (* 17. Aug. 1780).

1881 **Feuer** in der Irrenanst. zu **Topeka**, Kansas, Amer., durch einen Kr. angelegt, aber rechtzeitig bemerkt.

7\. 1853 † Dr. A. P. H. **Rech** an Apoplexie, Prof., Chef d. psych. Irrenabth. zu Montpellier, psych. Schriftsteller (* 31. Mai 1793).

1855 † Dr. **Backer**, langj. Arzt der Irrencolonie Gheel, Belg., 90 J. alt.

1869 † Dr. William **Ley** in Littlemore, 62 J. alt, fr. Dir. des County Asylum Oxford, bis 1868 Dir. d. Anst. Littlemore.

8\. 1838 Beschluss des **Staatsrathes** im Cant. Thurgau, Schweiz, in der Benedictinerabtei zu **Münsterlingen**, der Cantons-Krankenanst., eine Abth. f. Irre zu errichten; am 1. Jan. 1839 zuerst eine Detentionsanst. f. 16 tobsüchtige und blöds. Irre unt. e. Wärterpaare, besucht v. Dr. Grämli in Kreuzlingen. Juni 1840 für 150 Kr. vergrössert, als Irrenanst. eingerichtet u. unt. Dr. L. **Brenner gestellt.** 300 Acres.

1880 **Feuer** zerstörte das Administrationsgebäude **des „Kansas State Asylum“** zu **Ossawatomie** gänzlich. **Krankengebäude** verschont. Schade 40,000 D.

1881 † Dr. **Giraud,** Dir. der Irrenanst. zu **Maréville, Frankr.** (* . . . .).

9. 1758 * Dr. Fr. J. **Gall** zu Tiefenbrunn, Begründer **der Schädellehre** († 22. Aug. 1828).

1814 * Dr. J. H. **Girard de Cailleux** zu Lyon, **Generalinspect.** d. franz. Irrenanst. Nach seinen Plänen die **Anst. Auxerre,** St. Anne, Ville Evrard u. Vaucluse gebaut († **21. Oct. 1884**).

1857 Die Privatanst. des Dr. Meinhard zu **„Hempelsruhe“** bei Gera, Deutschl., brannte ab. Niemand **kam um.**

1875 Eröffn. der Irrenanst. zu **Schussenried, Württ.**, unt. Dir. Dr. Ast für 300 Kr.

10./22. 1876 Irren**gesetz** in der **Türkei.**

10. 1790 * Dr. M. J. E. **Guiaud,** ärztl. Dir. d. **Irrenanst.** in St. Lazare u. St. Joseph, Frankr., ebenso **Dir. einer Privat**anst. f. 70 Kr. zu Marseille († 1. Oct. **1844**).

1865 † Dr. Thomas **Turner** in London, Commiss. in **Lunacy,** fr. Schatzmeister d. College, Arzt am St. **Thomashosp.**

1883 In der Irrenanst. **Plagwitz,** Schles., **verbrannte** eine in der Küche tobsüchtig gewordene u. in **die Isolirzelle** gebrachte Kranke, die wahrscheinlich bei **der Arbeit Streichhölzer** zu sich steckte, ihre Kleider **anzündete und** dadurch erstickte.

1884 An der Irrenanst. **Feldhof** bei Graz, **Steyerm., Oestr.,** wird die Filiale Kainbach für 56 männl. **Unheilbare** unt. Dir. Dr. Schlangenhausen eröffnet.

11. 1798 * Dr. Joh. Bapt. **Ullersperger** zu **Neuburg, Bayern,** Psychiat. Schriftsteller († 15. Sept. 1878).

1813 * Dr. Ger. **Marchant** zu St. Béan, **Haut-Garonne,** Prof., ärztl. Dir. u. Erbauer der Irrenanst. zu **Braqueville, Frankr.** (ermordet durch einen kranken Officier **21. Juni** 1881).

12. 1819 * Dr. J. C. **Hawthorne** zu Meadville, **Dir. der** Oregon-Irrenanst. in Amer. († 16. Febr. 1881).

1866 † Dr. J. G. **Müller** nach langer Krankheit an Apoplexie, emer. Dir. der Heil- u. Pflegeanst. zu Pforzheim (* 7. Dec. 1792).

† Dr. J. B. Max **Parchappe** zu Paris, von 1835 Dir. d. Irrenanst. St. Yon bei Rouen. seit 1848 Generalinsp. d. Irrenanst. in Frankr., Gründer der „Soc. méd. psych.“ (* 21. Oct. 1800).

13. 1774 * Dr. K. Georg **Neumann** zu Gera, Prof.. Lehrer der inneren Klinik an der Charité zu Berlin, Arzt der Irrenabth. v. 1819—1828, Hauptvertreter der naturphilos. Schule. „Die Krankh. des Vorstellungsvermögens 1822“. „Spec. Path. u. Ther. der Krankh. der Sensib. des Menschen 1834“ († 1850 in Aachen).

1841 Beschluss der Stände i. d. Prov. **Preussen,** zwei neue Irrenheil- u. Pflegeanst. zu erbauen (cf. 1. Sept. u. 1. Apr.).

1864 Eröffn. der „Louisiana Retreat“ bei **New-Orleans,** Louisiana, Amer.. 3 stöckig, mit 8 Acres. unt. Dr. E. T. Schopart f. 140 Kr. Kathol. Institut.

1876 † Dr. J. W. **Wilkie,** seit 1870 Dir. des „State Asylum for Insane Criminals“ zu Auburn, N. Y., Amer.

1877 † Dr. J. **Richard** nach mehrjährj. Krankheit, dir. Arzt d. Irrenanst. zu Lehon. Côtes du Nord. Frankr.. 48 J. alt.

1885 † Dr. P. A. **Hurel,** Arzt „de la maison centrale de Gaillon“, richtet daneben ein Quartier für irre Verbrecher ein. „Quelques observations pour servir à l'histoire de la folie pénitentiaire 1875.“ „Le quartier des condamnés aliénés annexé à la maison centrale de Gaillon 1877 u. 1880.“ Ward 44 J. alt.

1885 Dr. Prosper **Lucas** zu Mennecy, Seine-et-Oise, Frankr., Arzt am Bicêtre u. Asyl St. Anne. „Traité philos. et phys. de l'hérédité naturelle dans les états de santé et de maladie du système nerveux. 2 Vol. 1847—50“ (* 1808 in St.Brienne).

14. 1804 * Dr. **Bernhardi,** Dir. der Prov.-Irrenanst. zu Allenberg. Ostpr. († 13. Nov. 1872).

1866 † Dr. Al. **Morison** b. Edinburgh, seit 1835 Arzt in Bethlehem-Hosp. zu London. „Outlines of ment. diseases. 1825“ (* 1. Mai 1779).

1869 † Dr. Fr. **Bonuzzi** nach langwierig. Leiden, **43 Jahre alt,** Prof., Dir. der Irrenanst. St. **Marguerite zu Perugia.**

1880 † Dr. Edw. **Hun** zu Stamford, Conn., 33 J. **alt, Prof.** d. Nervenkrankh. an Albany Medical College, **Amer.**

1881 25j. Jubil. von Dr. L. **Snell** als Dir. der **Irrenanst. zu** Hildesheim, Hannover.

1885 † Dr. G. B. **Miraglia,** Prof. d. Psych., emer. **Dir. d. Manicomium** zu Aversa bei Neapel. **Gründer der „Annali** frenopatici italiani" (* 25. Aug. 1814).

15\. 1702 **Reglement** in **Berlin:** „besondere Ordnung für **irre** und dolle Leute".

1838 * Dr. Rud. **Loechner** zu Dürkheim a. H., Dir. der **Kreis**irrenanst. Klingenmünster, Rheinpfalz († 22. Febr 1887).

1858 Eröffn. der Irrenheilanst. zu **Wehnen,** Oldbg., unt. **Dir. Dr.** Kelp f. 80 Kr. Stat. Zählung im Lande 1845. **Grund**stein Juli 1854. Neubau f. 169,266 Th.

1859 † Dr. Nehemiah **Cutter,** Dir. des Privatasyls zu Pepperell, Mass., Amer. (* 30. März 1787).

1867 Constituirende Versammlung des psychiatr. **Vereins** zu **Berlin** unt. Dr. H. Laehr.

1875 Eröffn. von „Kent County Asylum" zu **Chartham** bei Canterbury, Kent, Engl., unt. Dir. R. Spencer für 900 **Kr.** mit 100 Acres u. 250,000 L. Kosten.

1878 † Dr. **Pontier,** ärztl. Dir. der Irrenanst. zu Aix, **Prov.,** Frankr. (* 6. Mai 1809).

1879 Eröffn. des „Alexian Brothers **Misericordia Insane Asylum"** zu **St. Louis,** Miss., Amer., unt. Rector Bro. **Jodneus** Schiffer, f. 40 Mann. Kathol. Institut.

1880 Gründung des kantonalen **Hilfs**vereins für **Geisteskranke** im Canton **Bern,** Schweiz, durch Pfarrer Trechsel in **Gsteig** bei Interlaken.

† Dr. Ugo **Palmerini** an acuter Meningitis, **Prof., seit 1874** dir. Arzt d. Irrenanst. zu Siena, Ital. (* in **Torrita 1844).**

16\. 1814 † Dr. J. Ch. **Roller** am Kriegstyphus, Arzt d. **Irren-** u. Siechenanst. zu Pforzheim, Bad. (* 27. Aug. 1773).

1849 Ein Dekret erkennt in **Frankreich** die Nützlichkeit eines **Vereines** zur Unterstützung entlass. Irre an.

1881 Gründung der Wilhelm-Augusta-Stiftung in **Cöln**, Rhprov., für **Epileptische** der Stadt. (Bau noch nicht begonnen.)

1882 Dr. J. P. **Gray**, Dir. der Irrenanst. zu **Utica**, N. Y., wird von einem Kranken durch 2 Schüsse in den Kopf schwer verwundet, genas. Der Thäter war Schwimmlehrer für Kinder, litt an Verfolgungswahn; er kam in das Privatzimmer, wo Sohn, Hilfsarzt u. Geistlicher noch waren, bewaffnet mit 5 weiteren Revolvern, einem langen Messer und 200 Cartouchen. Er behauptete Dr. Gray fabricire Irre in seiner Anstalt, u. Gott habe ihm befohlen, ihn zu tödten. G. seitdem kränkelnd († 29. Nov. 1886).

17. 1850 † Dr. **Wilson**, Arzt in Juniper Green bei Edinburg, Schottl., wurde nebst seiner Mutter von einem Wahnsinnigen, den er behandelte, ermordet.

1851 Eröffn. des **Trinker**-Asyles zu **Lintorf** bei Düsseldorf, Deutschl., durch Dir. Engelbert für 25 Pers., mit 30 Acres, unt. Cand. Dietrich bis 1868, dann unt. Pastor Hirsch. Seit 1879 „Siloah“ für Gebildete.

1876 Eröffn. von „Asylum for Insane“ zu **Hamilton**, Ont., Brit. Prov., Amer., unt. Dir. Dr. James M. Wallace, f. 567 Kr., 100 Acres, 2000 M. pro Bett.

1883 † Dr. Jos. **Arthaud** an Herzkrankheit, seit 1842 Arzt u. Dir. d. Irrenanst. Antiquaille zu Lyon, zuletzt Dir. d. Irrenanst. zu Bron bei Lyon, Frankr., seit 1877 Prof. u. klin. Lehrer d. Psych. (* 1815).

18. 1814 * Dr. Harald **Selmer** zu Velle, Dir. der Irrenanst. zu Aarhuus, Jütland, von 1852—78. „Geschichtliches üb. d. Irrenwesen in Dänemark, 1851.“ († 17. Dec. 1879.)

1833 Eine Oberpräsidial**verfügung** in **Schlesien** präcisirt den Begriff der Gemeingefährlichkeit dahin, dass 1. tobsüchtige Anfälle, 2. hoher Grad von Unreinlichkeit, 3. Neigung zum Selbstmorde, 4. Gefährdung der öffentl. Ruhe, Ordnung und Sicherheit als gleichbedeutend mit Gemeingefährlichkeit anzusehen seien.

19. 1819 * Dr. J. M. **Galt** in Williamsburg, Amer., Dir. seit 1841 des „Eastern Lunatic Asylum“ zu Williamsburg. „Essays on asylums for persons of unsound mind“. († 18. Mai 1862).

1822 * Dr. L. J. J. **Lunier** zu Savigny, Indre-et-Loire, Frankr., Insp. gén. der Irrenanst. in Frankr., früher Arzt d. Anst. zu Niort von 1851—54, zu Blois von 1854—64. Mitred. der Ann. méd. psychol. († 5. Sept. 1885).

1862 † Dr. **Hohenschild** in Giessen, fr. Dir. der Irrenanst. in Hofheim, Hessen.

1869 In **Chile** wird der Universität befohlen, eine psych. **Klinik** einzurichten und sie dem Dr. H. Elguere zu übertragen.

1879 Aufhebung der Irrenabth. des Allgem. Krankenhauses zu **Hamburg** nach 56j. Wirksamkeit.

20\. 1728 * Dr. Simon André **Tissot** in Grancy im Waatlande, Schweiz, Prof., neuropath. Schriftsteller. „Traité de l'épilepsie. Paris 1770." „Traité des nerfs et de leurs maladies. Paris 1782" († 15. Juni 1797).

1873 † Dr. **Gambari,** Dir. der Irrenabth. St. Anne des Allgem. Krankenhauses zu Ferrara, Ital., in deren Zelle Torquato Tasso 1586 sass.

1886 † Dr. **Seifert** an Lungenleiden. Dir. der Prov.-Irrenanst. zu Rügenwalde, Pomm.

1888 † Dr. Will. Benj. **Goldsmith** an Pneumonie, seit 1872 Dir. des Staats-Asyles zu Danvers, Mass., seit 1886 Dir. des „Butler Hospital for the Insane, Providence, Rhode Island" (* 11. Jan. 1854).

21\. 1768 * Dr. E. B. **Révolat** zu Vienne (Dauphiné), Frankr., von 1818—42 Dir. der Irrenanst. zu Bordeaux († 10. Juli 1848.)

1847 50j. Doctorjubil. von Dr. Max **Jacobi** in Siegburg. Gründung der **Jacobi-Stiftung** für das Pflegepersonal.

1857 60j. Doctorjubil. von Dr. Max **Jacobi** in Siegburg.

1884 † Dr. E. Ch. **Lasègue,** Prof. u. Irrenarzt in Paris. „Arch. génér. de medic. 1855—83." (* 5. Sept. 1816).

22\. 1812 **Langermann** motivirt in einem Berichte an die Königl. Regierung, weshalb die Irren der Charité entzogen und eine eigene Irrenheilanst. ausgeführt werden müsse. Die Vereinigung der Irrenanst. mit einem Zuchthause habe bei der dort herrschenden Disciplin nicht so viel Gründe gegen sich als die Verbindung eines Tollhauses mit einer Anst., wie die Charité, worin das lüderlichste Gesindel einer grossen Stadt, aus dem Arbeitshause, aus Gefängnissen, Hurenhäusern etc. aufgenommen und nicht von unbescholtenen kranken Personen getrennt wird. Die neue Anstalt sei isolirt und mit genügendem Garten und Feldbau für 120 Irre zu errichten (aus Acten).

1881 Eröffn. der neuerbauten städt. Irrenpflegeanst. für Männer zu Bjergmacken, Filiale des St. **Hans-Hospitals** zu Bistrupgaard in Dänem. unt. Dir. Dr. Steenberg.

23. 1806 * Dr. W. **Beschorner** zu Breslau, Dir. der Prov.-Irrenanst. zu Owinsk († 20. Dec. 1873).

1811 * Dr. Fr. Karl **Stahl** in München, seit 1853 Dir. d. Kreisirrenanst. St. Georgen b. Bayreuth, seit 1860 zu Karthaus-Prüll. „Ueber Schädel-Difformitäten. 1854" († 19. Mai 1873).

1857 Eröffn. der Privatanst. Asyl **Bellevue** in Kreutzlingen, Schweiz, für 306,000 Frcs., mit 20 Acres f. 40 Kr. unt. Dir. Dr. L. Binswanger, früher dir. Arzt der Irrenanst. zu Münsterlingen.

1861 † Dr. M. A. **Ferrus**, Generalinsp. der Irrenanst. Frankreichs. „Des alienes. 1834" (* 2. Sept. 1784).

24. 1858 In **Frankreich** ordnet ein Kais. **Decret** d. Rang- u. Gehaltsverhältn. d. Directoren u. Beamten an den öffentl. Irrenanst.

1879 † Dr. Ant. **Berti** in Venedig, Primararzt des Bürgerspitals, Lehrer d. psychiat. Klinik daselbst. „Pazzia ed omicidio. 300 pp. 1876." (* 20. Juni 1816).

25. 1831 * Dr. Ach. **Foville** zu Rouen, Sohn des Prof. u. dir. Arztes der Irrenanst. zu St. Yon, seit 1881 Red. d. Ann. méd. psych., seit 1880 Gen.-Insp. († 15. Dec. 1887).

1852 **Decentralisation** d. Verwaltung des Irrenwesens in **Frankreich.** An die Stelle des Ministers d. Innern treten die Präfecten.

1877 † Kanonikus **Maes** zu Bruges, Belg., Dir. der Irrenanst. St. Julien zu Bruges u. Gründer verschied. Irrenanst. in Belg. u. Engl. „Consideration sur les maisons d'aliénés en Belgique 1845" (* 28. Febr. 1806).

1881 „**l'Encephale**" von **Ball** u. **Luys** in Paris.

26. 1863 Eröffn. der **südwestdeutschen Localversammlungen** von Irrenärzten zu **Karlsruhe,** Baden.

1876 Eröffn. des Privat-Asylums „for ten ladies" zu **Bishopstone House,** Bedford, Bedfordshire, Engl. unt. Dir. Dr. W. Simpsonbraig.

1880 Eröffn. von „Milwaukee Asylum for Insane" zu **Wauwatosa,** Wisc., Amer., unt. Dir. Dr. J. H. McBride, f. 324 Kr.

1886 **Feuer** in der östl. Grafsch.-Irrenanst. zu **Beverley,** Engl., Nachm. im Hause des ärztl. Dir. Dr. Macleod, anscheinend durch brennenden Russ entstanden. Das Haus brannte aus. Gelöscht durch die Feuerwehr der Anst. u. der Stadt.

27. 1843 Irren**gesetz** für **Irland.** Unzweckmässig. Verbessert durch Verordnungen vom 13. April 1844, 15. Febr. 1847 und 14. Oct. 1853. Unter Robert Peel endlich vom 16. Jan. 1862. Dr. Nugent hat besondere Verdienste um letztes Gesetz.

1873 Eröffn. der neugebauten Irrenanst. für den Canton de Vaud, Schweiz, zu **Bois-de-Cery** auf dem sog. Champ de l'air bei Lausanne mit 350 Betten unt. Dir. Dr. Rist. 1,840,000 M., 200 Acres. Die 1811 eröffnete alte Anst. wird nach 62j. Gebrauche geschlossen.

1876 † Dr. Adolf **Zeising** zu München, Verf. der Lehre vom „goldenen Schnitt" (* 24. Sept. 1810 zu Ballenstedt).

1888 † Dr. Adolph **Freusberg** zu Bonn an Perityphlitis. Seit 1872 Assist. an der Bezirks-Irrenanst. zu Stephansfeld, 1875 an der Dr. Hertz'schen Privat-Irrenanst. zu Bonn, 1876 2. Arzt der Prov.-Irrenanst. zu Andernach, 1879 Dir. der Irrenanst. Saargemünd, 1886 Dir. der Dr. Hertz-schen Privatanst. zu Bonn (* 8. Dec. 1849).

28. 1822 * Dr. Pietro **Burresi** in Poggibonsi, seit 1859 Prof. der med. Klinik a. d. Univ. Siena, Ital., Mitarb. des „Sperimentale", 1878 Prof. in Florenz, neuropatholog. Schriftsteller. „Clinica medica di Siena 1873." († 14. Oct. 1883).

1845 Eröffn. des „Salop-Asyl" zu **Schrewsbury,** Engl., f. 150 Kr., Neubau unt. Dr. Olliver. Jetzt f. 800 Kr. unt. Dir. Dr. Strange.

29. 1826 Eröffn. des „Hospice St. Dominique" in Stadt **Bruges,** Belg. Officiell anerkannt am 1. Juli 1834 u. von Dr.

Beeckmann gänzlich reorganisirt. Anfangs f. 50 Kr., jetzt f. 480 Kr. unt. Dir. Soleil, 3stöckig, 4 Acres. Städtische u. private Kr. 208,000 M.

1851 † Dr. L. Fr. **Bird** zu Bonn am Nervenfieber. „Pathol. u. Ther. d. psychischen Krankh. 1836." (* 1. Sept. 1793).

1883 Constit. des deutschen **Vereines** gegen den Missbrauch geistiger **Getränke** zu **Cassel** unt. Prof. W. Nasse.

Eröffn. des „Western North Carolina Insane Asylum" zu **Morgantown**, North Carol., Amer., unt. Dir. Dr. P. L. Murphy f. 200 Kr.

30. 1787 * Dr. Nehemiah **Cutter** zu Jaffrey, N. H., Dir. des Privatasyls zu Pepperell, Mass., Amer., seit 1822. Mitbegründer der Association der amerik. Irrenärzte († 15. März 1859).

1838 * Dr. **Lagardelle**, Prof., Dir. der Irrenanst. zu Bordeaux „Des accidents convuls. dans la Paral. gén. progr. 1869." († 5. Juni 1882).

1868 † Dr. **Humbert**, Dir. des asile de St. Pierre, 51 J. alt.

1873 † Dr. A. Benoit **Morel** nach langem Leiden, seit 1856 Dir. des Asyles St. Yon bei Rouen, Frankr. (* 22. Nov. 1809).

31. 1596 * Dr. René **Descartes**, gen. R. Cartesius, zu La Haye, Touraine, Frankr., Begründer der neueren Philosophie, verdient um die psychol. u. physiol. Anthropologie. „Sitz der Seele im Gehirn" († 11. Febr. 1650).

1865 **Gesetz** in **Amerika**, wonach die Magistrate ermächtigt sind, Gewohnheitssäufer dem Asyle von **Binghampton**, N. Y., zu überweisen.

1875 † Corn. Joh. **Feith**, seit 1842 neben Schroeder van der Kolk Generalinsp. der Irrenanst. Hollands (* 4. Juni 1803).

1881 † Dr. Isaak **Ray** zu Philadelphia, von 1847—67 Dir. der durch freiwillige Beiträge erbauten Irrenanst. zu Butler bei Providence, Rhode Island. Von 1855—59 Präs. der Assoc. of Med. Super. of Amerik. Instit. for the Insane. Beerdigt im Butler-Hospital. „Mental Hygiene 1863." „Contributions to Mental Pathol. 1873." „Ideal Character of Hospital Officers 1873." „The medical Jurisprudence of Insan. 6. Aufl." (* 16. Jan. 1807).

April.

1\. 1800 * Dr. Ed. W. **Güntz** zu Wurzen, Gründer u. Dir. der Privat-Heilanst. Thonberg bei Leipzig, Sachsen († 2. März 1880).

1814 Eröffn. der Irrenanst. zu **St. Petersburg,** Russl., einer Abth. des grossen Abuchow'schen Hospitales, f. 100 Kr.

1820 Eröffn. der Irrenanst. zu **Dundee,** Schottl., zum ersten Male in H-Form durch Baumeister W. Stark f. 200 Kr. gebaut.

1824 Eröffn. der „Retreat for the Insane" zu **Hartford,** Connecticut, Amer., unt. Dir. Dr. Todd. Privatanst. einer Korporation f. 140 Kr. Von 1839—43 Dir. Dr. A. Brigham, 1844 Dir. John S. Butler, 1886 Dir. Dr. H. P. Stearns.

1841 **Landwirthschaftlicher** Betrieb in der Irrenanst. **Stephansfeld,** Elsass, eingerichtet v. Dir. Dr. Richard.

Eröffn. der Prov.-Irrenanst. **Rügenwalde,** Prov. Pomm., unt. Dr. Pitsch mit 124 Betten. 55 Acres.

1845 Eröffn. einer Privatanst. für **Idioten** in **Berlin** durch den Dir. der Taubstummenanst. Saegert.

1847 Eröffn. des „North Riding Lunatic Asylum" zu **Clifton** bei York, Engl., mit 148 Acres, f. 570 Kr.

1851 Eröffn. der Irrenanst. zu **Franeker,** Holl., unt. Dir. Dr. . . . . . mit 56 Kr., 1887 dort 222 Kr.

1852 † August de **Meuron,** Gründer der Irrenanst. Préfargier, Schweiz, die er nebst Capitalien dem Canton Neuenburg schenkte (* 26. Aug. 1789).

1854 Eröffn. des „Taunton Lunatic Hospital" zu **Taunton,** Mass., Amer., 25 engl. M. v. Boston, mit 124 Acres für 470,000 D., 3stöckig, unt. Dir. Dr. Choate, f. 550 Kr.

1855 Eröffn. der Prov.-Irrenanst. zu **Schwetz,** Westpr., unt. Dir. Dr. Fr. Hoffmann f. 200 Kr. Neubau. 872,000 M., 16 Acres. Jetzt 350 Kr.

1858 Eröffn. des „Home for Nervous Invalids" zu **Litchfield,** Connect., Amer.

1859 Eröffn. des „Michigan Asylum for the Insane", bei **Kalamazoo,** Michigan, Amer., unt. Dir. Dr. Van-Deusen, mit

230 Acres Land f. 500 Kr. Jetzt 742 Kr. unt. Dir. Dr. G. C. Palmer, f. 804,589 D.

1860 Die **Regierung** in **Spanien** bestimmt, dass Irrenanst. in den Prov. Zaragoza, Valladolid, Corunna, Granada, Valenzia, Barcelona u. Madrid errichtet würden. Die Finanzen machten die Ausführung unmöglich.

† Dr. J. **Guislain** an Darmverschlingung, Prof., Dir. der Irrenanst. zu Gand, Belg. (* 2. Febr. 1797).

1864 Eröffn. der Irren**colonie Einum** bei der Irrenanst. Hildesheim. Prov. Han., unt. Dir. Dr. L. Snell, f. 40 Kr.

1865 † Dr. L. Fr. **Renaudin** von 1849—59 Dir. der Irrenanst. zu Maréville bei Nancy, von 1859—62 Dir. d. Asyle von Auxerre u. Dijon, von 1862—65 wieder in Maréville (* Anf. d. Jahrh. zu St. Diè, Vosges).

1866 Eröffn. der Irrenabth. des Maison de santé in **Schöneberg** bei Berlin unt. Dir. Dr. Levinstein, 4 Acres, 835,000 M. für 475 Kr. (priv. u. städt.).

1868 Eröffn. der Prov.-Irrenanst. zu **Osnabrück,** Han., unt. Dir. Dr. Meyer für 200 Kr. Neubau. 1,200,000 M. 80 Acres. Jetzt 480 Kr.

1872 In der Irrenanst. St. André bei **St. Petersburg** stürzten Kr., während die Wärter assen, an einen Ort, wo Waffen lagen und vertheilten sie. Worte beruhigten nicht. Es entstand ein Kampf, 5 wurden getödtet und 2 schwer blessirt. Man holte Hülfe, aber erst nach 48 St. Abgabe der Waffen.

1873 Gründ. der Priv.-Irrenanst. in **Charlottenburg** bei Berlin, durch Dir. Dr. Sponholz. Aufgehoben 1885.

Eröffn. des „County Asylum for Lancaster“ zu **Wittingham** bei Presta, Engl., für 1150 Kr. Neubau eröffn. am 1. Juni 1881 für 650 Kr.

1874 „Archives of Electrology and **Neurologie**“ unt. Dr. Beard zu New-York. Halbjährl. H.

1875 „J. of **Psychological Medicine** and Mental Psychology. Edit. by Lyttl. S. Forbes **Winslow.**“ Neue Serie des 1848—60 erschienenen Journales. Geschlossen 1882.

1877 Eröffn. des klinisch-psychiatrischen Unterrichts in **Breslau** unt. Prof. Dr. H. Neumann.

Eröffn. des „Warm Springs Insane Asylum" zu **Deer Lodge City**, Montana Territory, Amer., unt. Dr. H. Mitchell u. Dr. F. Massigbrod f. 100 Kr.

1878 Anst. f. **idiot.** Knaben zu **Christiania** eröffnet unt. Dir. Hansen.

Eröffn. der Pflegeanst. **Hördt** als Filiale der Irrenanst. Stephansfeld, Elsass, unt. Dir. Dr. K. H. Stark.

150j. **Jubelfest** des 1. Irrenanstaltsbaues im Königr. Polen zu **Warschau** unt. Dir. Dr. Ad. Rothe.

„**Brain**: A Journal of neurology." Edit. by J. C. **Bucknill** etc. London, 8°. Quaterly.

1879 Neubau einer landwirthschaftl. **Colonie** der Irrenanst. **Stephansfeld**, Elsass, unt. Dir. Dr. K. H. Stark.

1880 Eröffn. der Privatanst. für Gemüths- u. Nervenkranke zu **Theresienhof** bei Goslar a. H. durch Pastor Stutzer.

1881 Eröffn. der **Irrencolonie** auf dem Sonnhaldenhof mit 64,44 ha für die Irrenanst. **St. Urban**, Luzern, Schweiz, unt. Dir. Dr. R. F. Fetscherin.

1883 „The **American** Psychological Journal." Issued by the National Association for the Protection of the Insane and Provention of Insanity. Edit. by Jos. **Parrish.** Philadelphia, Quaterly.

1884 In die Irrenanst. **Eichberg,** Nassau, werden vertragsmässig die Irren aus dem Landkreis Frankfurt a. M. u. die landarmen Irren der Stadt aufgenommen.

1885 Eröffn. der Irrenanst. „Rother Hof" zu Kierling-Gugging, Filiale der n. ö. Irrenanst. zu **Wien** unt. Dr. Krayatsch für 104 Kr. Pachtung auf 3 J. wegen Ueberfüllung der Hauptanst. Landwirthschaftl. Beschäftigung.

Eröffn. der neueingerichteten Universitäts-Irren- u. Nerven**klinik** in **Halle** in 2 gemietheten Häusern durch Prof. Dr. Ed. Hitzig, mit 40 Betten.

1886 Eröffn. der **Idioten**anst. zu **Roda,** Sachs.-Altbg. Neubau in Pavillon-System nach Vorschlägen von Dir. Dr. Maeder für 26 Kinder; später für 150 bestimmt.

Eröffn. der Prov.-Irrenanst. zu **Rybnick,** Schles., unt. Dir. Dr. Zander. Neubau für 400 Kr.

1888 Eröffn. der Colonie an der Irrenanst. zu **Bunzlau** auf dem

1 Kil. entfernten und für 183,000 M. angekauften Gute Drüssel-Vorwerk mit 35 Kr. (30 M. 5 F.) unt. Dir. Dr. Sioli.

2\. 1881 In der Irrenanst. zu **Alençon**, Frankr., wird der Oberwärter Verron durch einen Kranken (dem. paral.), mit 9 Schlägen durch einen Schlüssel am Kopfe schwer **verwundet**. Er genas.

3\. 1699 Eine Königl. Commission des Armenwesens in **Berlin** wird ernannt, welche 1711 nach Gutbefinden die Irren in das bei dem Dorotheenhospitale vor dem Königsthore befindliche Armen- u. Krankenhaus verlegt, wo sie bis 1728 verbleiben.

1821 * Dr. W. **Phillimore** zu Wresden, Gloucestershire. Seit 1855 ärztl. Dir. des Nottingham General Lunatic Asylum, Nachf. v. T. C. Morrison (21. Nov. 1881).

1857 Der Grosse Rath im Canton St. Gallen, Schweiz, gewährt 50,000 Frcs. zu einem **Unterstützungs**-Fond für arme Irre in der Anst. zu **St. Pirminsberg**.

1858 Eröffn. der Anst. **Vordingborg** für die dänischen Inseln, unt. Dr. J. H. Peters. Neubau für 120 Heilbare. Vergrössert v. 1868—71 für 440 Heil- u. Unheilbare. Mit 80 Acres für 3,200,000 M.

1872 Eröffn. des „Illinois Northern Hospital for the Insane" zu **Elgin**, Illinois, am Fox River, unt. Dir. Dr. A. Kilbourne, für 525 Kr. mit 500 Acres Land u. 2,560,000 M. Baukosten. 2 Cottages für Reconvalescenten eröffn. am 25. Apr. 1878.

4\. 1716 Eröffn. der ersten allgem. Landesanst. zu **Waldheim**, Kgr. Sachs., für Irre, Kranke (auch gebildete Kranke), Arme, Waisen u. Züchtlinge. Aufgehoben bei Eröffn. der Versorgungsanst. Colditz 1829 für Irre. 1816 100j. Stiftungsfeier.

1805 Eröffn. der Irrenanst. St. Getreu in **Bamberg**, Bayern, unt. Dr. M. Marcus.

1813 † Dr. Andrew **Marshal** in London, Prof., Gehirnanatom. „Morbid anatomy of the Brain in Mania and Hydrophobie. London, 1815." (* 1742 zu Park Hill in Fifeshire).

1875 Es **brannte** die Irrenanst bei **Nizza** gänzlich ab, wobei 3 Kr. das Leben verloren. Wasser fehlte.

1887 † Dr. Franc. **Gerelli** an Pneumonie, lange Zeit Dir. **der** Irrenanst. in Brescia, Ital., „**Kritische** Erklärung von Guislain's Phrenopathie 1840". „Prosp. med. stat. **degli** Spedali du pazzi e delle pazze in Brescia 1838—41."

1888 † Dr. W. Dean **Fairless** zu London an Herz- u. Nierenleiden, 66 J. alt. Seit 1859 Ass. an Royal Lunatic Asylum zu Montrose, dann Dir. Nach Schluss der alten Anst. Erbauer u. Dir. d. Kirkland's Asylum zu Bothwell, Schottl., wo er 11 J. blieb. Von 1879 an gehört er zum District Board of Lunacy, residirte zu Oxford u. London.

5\. 1790 * Dr. C. **Weiss**, Dir. der Landesanst. zu Colditz, Kgr. Sachs., v. 1837—52 († 20. Oct. 1859).

1796 Dr. Sam. **Hahnemann** erhält von der fürstl. Regier. in **Braunschweig** 410 Thlr. u. 21 Mrg. „zur Anlage eines Heilinstitutes für Wahnsinnige".

1804 Kgl. **Cabinetsordre** in **Preussen**, dass zwar von jeder erfolgten Aufnahme eines Irren in der Anst. dem competenten Gericht Anzeige gemacht werden müsse, die provisorische Aufnahme aber um der Form willen nicht ausgesetzt werden dürfe.

1814 Die „Private Mad-house **Bill**" des Mr. Rose passirt das Haus der Gemeinen in **England**. Periodische Visitation der Privatanst. durch Magisträte.

1870 † Dr. **Chambert**, emer. Dir. des Asyle de Pau, Frankr.

6\. 1652 In **Genf** wird die letzte Hexe verbrannt.

1792 Eröffn. der öffentl. Irrenanst. zu **Liverpool**, Engl.

1846 Eröffn. der Irrenanst. zu **Blois**, Dép. Loire et Cher, Frankr.

1870 † Dr. **Aubert** zu Marseille, Frankr. „Sur le délire des pellagreux 1858." „Sur la démence."

1874 Eröffn. der „**Neurological-Society** of New-York", reorganisirt mit 50 Mitgl. unt. Präs. Dr. W. A. **Hammond**.

1879 † Dr. Cost. **Chiszolini** an Pneumonie, Chefarzt der Prov.-Anst. zu **Mantua**.

1888 Eröffn. der Prov.-Irrenanst. zu **Landsberg a. W.** unt. Dir. Dr. Gock für 600 Kr. Neubau mit Pavillons u. hauptsächlich für landwirthschaftl. Betrieb.

7\. 1789 † Dr. med. et phil. **Peter Camper** zu Haag an Pleuresie,

Prof. der Anatomie, Chirurgie u. Botanik zu Gröningen, Holl. „Gesichtslinie“ (* 11. Mai 1722).

1838 Irren**gesetz** in **Genf**, Schweiz. „Reglement du conseil d'état pour l'exécution de la loi du 5. Févr. 1838 sur le placement et la surveillance des aliénés.“

1847 Eröffn. der Irrenanst. für Nord u. East Ridings of Yorkshire, Engl.

1851 **Dekret** der Reg. in **Portugal**, worin sie den Director der Irrenanst. zu Billafolles, Dr. Pulido, zu jährl. Berichten u. Verbesserungsvorschlägen verpflichtet. Leider wurden sie nicht beachtet.

1853 Eröffn. der „**Pennsylvania** Training School for Feeble-Minded Children“ für 200 Kinder. Nicht Staatsanst., doch zahlte der Staat 1884 für 250 Kinder 50,000 D.

Erster Act der öffentl. Fürsorge für die **Idioten** zu Connecticut, Anst. zu Elwyn für c. 500 Zöglinge.

8\. 1595 Im med. Archiv in **Florenz** steht, dass an diesem Tage „Herr **Torquato Tasso** dem Arzte (dem berühmten Andrea Cesalpino), der ihm den Puls fühlte, einen derben Pantoffelhieb versetzte und sich von ihm versprechen liess, dass er ihn nie mehr besuchen würde. Zugleich nöthigte er mit der Bemerkung, dass die Aerzte nur aufs Gratewohl kuriren, seinen Diener, die für ihn selbst verschriebene Medizin einzunehmen, was in der That zur Bekräftigung seines Irrseins einregistrirt zu werden verdient.“ 8 Tage nachher starb Tasso am 15. April 1595 im Kloster San Onofrio in Rom.

1863 † Dr. Fr. **Hoffmann** durch Suicidium, Dir. der Prov.-Irrenanst. Siegburg, Rheinpr. (* 1819).

9\. 1626 † Francis **Baco** von Verulam auf einer Reise in Highgate, Engl., Begründer der neueren Naturphil. (* 22. Jan. 1561).

1795 * Dr. E. F. **Georget** zu Vernon bei Tours, Arzt der Salpêtr. „De la phys. du syst. nerv. et du cerveau. 1821“ († 14. Mai 1828).

1878 **Feuer** in der Irrenanst. zu **Prag** (in Slup) von der Luftheizung ausgegangen. Nur viel Brennmaterial zerstört.

10\. 1755 * Dr. S. F. Ch. **Hahnemann** in Meissen, Gründer der Homöopathie und der Priv.-Irrenanst. im Schlosse Georgenthal bei Gotha mit Unterstützung des Herzogs Ernst II. († 2. Juni 1843).

1775 * Dr. K. W. Max **Jacobi** zu Düsseldorf, seit 1825 erster Dir. der neu eingerichteten Irrenanst. Siegburg, „Samml. f. d. Heilk. d. Gemütskrankh. 2 Bde. 1822." († 18. Mai 1858).

1809 * Dr. Ed. **Lorent**, fr. Dir. der Irrenanst. zu Bremen († 23. Jan. 1886).

1830 * Dr. H. **Legrand du Saulle** zu Dijon, Arzt am Bicêtre zu Paris seit 1867, dann an Salpêtrière. „La folie héréditaire 1873." († 6. Mai 1886).

1854 † Dr. **Levincent** an Apoplexie, Dir. der Irrenanst. St. Gemmes bei Angers.

1877 50j. Doctor**jubiläum** von Dr. Ed. **Güntz**, emer. Dir. der Privatheilanst. Thonberg bei Leipzig.

1879 Eröffn. des „Dakota Hospital for the Insane" zu **Yankton**, Dakota, Amer., unt. Dir. Dr. S. B. McGlumphy, f. 200 Kr.

1882 Nachts **tödtete** i. d. Irrenanst. zu **Brescia**, Ital., e. als Krankenwärter fungir. **Epileptiker** 2 Kr., verwundete 3 schwer.

11. 1818 **Verordnung** in **Holland**, wonach die vorhandenen Irrenanst., welche sich zur Heilung eignen, bleiben, die anderen aufgehoben werden sollen. Aufsicht einer Specialcommission.

1857 Erster Act der **Gesetz**gebung für das **Idioten**wesen zu **Ohio**, Anst. zu Columbus für c. 600 Kinder.

1873 Eröffn. von „Northern Wisconsin Hospital for the Insane" zu **Winnebago**, Wisc., Amer., unt. Dir. Dr. W. Kemster, f. 638 Kr.

1877 Eröffn. des „Florida Insane Asylum" zu **Chattochoochee**, Florida, Amer., unt. Dir. Dr. J. H. Randolph, f. 155 Kr.

1878 † Sebastian **Ruf**, vieljähr. Kaplan der Irrenanst. Hall, Tyrol. „Psychische Zustände 1852." „Die Delirien 1856."

† Dr. G. St. **Bonacossa** in Turin, an Herzkrankheit. Prof., Chefarzt d. Irrenanst. zu Turin 1843—74, worin er e. **Irrenklinik** einrichtete. „Frammenti di lezioni teor. di medicina psicologica 1870" (* 1804 zu Casalgrasso, Saluzzo).

12. 1885 Gründung der „Société de **Psychologie** physiologique de **Paris**" unt. Prof. Dr. Charcot.

13\. 1855 **Gesetz** im Staate **New-York,** Amer., wonach in einem der Staatsgefängnisse die Einrichtungen für sichere Bewahrung und passende Behandlung der **criminal** lunatics, der **angeklagten** Geisteskranken sowie für die **Züchtlinge** zu treffen, welche vom Irrsinn in der Art ergriffen seien, dass sie für die Gefängnissdisciplin ungeeignet sind. 1858 das „State criminal Lunatic-Asylum" neben dem Gefängniss von **Auburn** eröffnet.

1858 Eröffn. von „Durham County Asylum" zu **Sedgefield** bei Ferryhill, Engl., unt. Dir. Rob. Smith, f. 300 (jetzt 900) Kr.

1865 † Dr. Ad. **Wachsmuth** an Tuberculose in Dorpat, Prof. d. Psychiatrie (* 10. Mai 1827).

14\. 1773 Durch Cirkular**verfügung** der **Kurmärkischen** Kreis- und Domänenkammer wird den Land- u. Steuerräthen aufgetragen, dass ohne Attest eines Arztes Niemand nach dem Irrenhause in **Berlin** gebracht werden dürfe.

1854 50j. Doctor-**Jubiläum** von Prof. Dr. D. G. **Kieser** in Jena.

1882 † Dr. **Dragon,** emer. Dir. der Irrenanst. Ville-Evrard bei Paris, 68 J. alt.

15\. 1804 * Dr. L. F. **Lélut,** Arzt d. Salpêtr. zu Paris, zu Gy, Haute-Saone. „Psychologie d. Gedankens 1862" (†25. Jan. 1877).

1819 * Dr. K. **Graeser** zu Dillenburg, seit 1856 Dir. d. Prov.-Irrenanst. zu Eichberg, Nassau († 26. Nov. 1871).

Dr. C. P. **Gütschow** wird als erster Arzt an der 1788 neu erbauten Irrenanst. zu Lübeck angestellt.

1842 Gründung einer **Gesellschaft** zur Verbesserung des Geschickes der Irren in London unt. Präs. Graf Schaftesbury u. Dr. Al. **Morison.**

1862 Uebersiedlung der Irren in **Berlin** aus dem Arbeitshause in die adaptirte Irrenpflegeanst. in der Wallstrasse unt. Dir. Dr. C. Ideler, zuerst für M. u. Fr., v. 1863 nur f. Fr. Gebaut 1749 als Splittgerber'sche Zuckersiederei, dann als Tabacksmagazin benutzt, 1798 vom Könige dem Armenwesen geschenkt u. ausgebaut. 1820 an die Commune gegeben, Siechenhaus. Von 1851 an Filiale des Arbeitshauses (cf. 14. Apr., 14. Mai, 31. Aug., 2. Sept., 18. Nov.).

1868 Eröffn. von „Hospital for Epilepsy and Paralysis" zu **Port-**

land Terrace, Regent's Park, London. N. W.. unt. Dr. J. Althaus, mit 25 Kr.

1885 Eröffn. der Heil- und Pflegeanst. für nervöse Kranke zu **Witzenhausen,** Regbz. Cassel, unt. Dir. Dr. A. Collmann.

16\. 1802 **Reglement** für die zu **Neu-Ruppin** neu erbaute Kurmärkische Irrenanst. § 18 Aufnahme i. d. R. nicht ohne gerichtl. Erkenntniss, vorläufig nur durch Verfügung des Gerichtes nach ärztl. Atteste.

1806 * Dr. Fr. **Engelken,** von 1829—58 Dir. der Privatirrenanst. Hodenberg bei Bremen († 14. Mai 1858).

1850 Das St. Nicolai-Stift zu Moorfleth bei **Hamburg** gegründ. durch Pastor Dr. Sengelmann, erste der nachmaligen — seit 1863 — **Alsterdorfer** Anstalten für Idioten.

1862 Einrichtung einer Abth. für einfache **Epileptische** im Hospiz zu Lyon, Frankr., nach einer Schenkung der Frau Courajod zu 10 Betten, wozu die Stadt 46 Betten hinzufügte. Uebergesiedelt nach **Antiquaille,** wo sie blieben, auch als die Irren nach Bron kamen.

1866 † Dr. E. J. **Seymour** nach schwerem Leiden, seit 1836 „Metropolitan Commissioner in Lunacy“ in London, psychiatr. Schriftsteller, Verehrer des Opium (* 1795 zu London).

Eröffn. von „City of London Lunatic Asylum“. zu Stone bei **Dartford,** Kent, Engl., unt. Dir. Dr. O. Jepson, der 1879 einen Pavillon für Infectionskrankheiten und 1885 für männl. Epileptiker und Suicidal-Kranke hinzufügte. 3stöckig, 420 Kr.

17\. 1866 Eröffn. der neuerbauten Irrenanst. **Göttingen,** Hannover, unt. Dir. Dr. L. Meyer. mit 120 Kr. aus der Irrenanst. Hildesheim.

1869 † Dr. K. B. **Heinrich** an Suicid durch Blausäure, Prof. in Königsberg, psych.-krank. „Wichtigkeit der Anamnese bei Irren. 1847.“ (* 17. Apr. 1819 zu Bonn).

1882 Das Georgenhaus zu **Leipzig,** seit 1812 auch für „Irrsinnige“ gegründet, wird für diese geschlossen. Das Hospital von St. Georgen, gestiftet 1212 von Theodorich, Markgraf von Meissen, 1439 abgekauft vom Rath in Leipzig zur Herberge für Pilgrime, Arme u. Kranke, 1547 eingeäschert bei der Belagerung, 1548 neu erbaut, 1661 bei neuer Belagerung abgebrannt, 1668 vor dem Grimmaischen Thore aufgebaut und zum Strafhause für Verbrecher, Verwahrung von Melanchol. und zum Waisenhause bestimmt. 1700 verlegt u. 1726 durch Neubau erweitert.

18. 1778 * Dr. Ch. Fr. **Nasse** in Bielefeld, Prof. in Bonn, Rheinprov., † am gleichen Tage 1851 in Marburg auf einer Reise. Mit M. Jacobi vereint grundlegend für die neuere Auffassung der Psychiatrie.

1781 * Dr. J. J. H. **Ebers** zu Flensburg, dirig. Arzt des Allerheiligen-Hospitals in Breslau. „Die Zurechnung. Für Aerzte u. Juristen. Glogau 1860“ († 22. Dec. 1858).

1873 † Dr. D. **Skae** in Edinburgh, Prof., seit 1846 Chefarzt a. d. Irrenanst. Morningside in Edinburgh. „Ueb. Gewicht u. spec. Schwere d. Gehirns b. Irren. 1853.“ (* 5. Juli 1814).

1877 An der med. Facultät zu **Paris** wird ein klinischer **Lehrstuhl** für Geistes- u. Gehirnkrankh. creirt u. Dr. B. Ball zum Prof. desselben ernannt.

1887 † Dr. James Stewardt **Jewell** zu Chicago nach langem Leiden. 1864—69 Prof. d. Anatomie, seit 1872 der Nerven- u. Geisteskrankh. 1874 gründete er das „J. of Nervous and Mental Diseases“ u. redigirte es bis 1884. 1886 gründete er „Neurological Review“, das nur 3 Num. erlebte (* 8. Sept. 1837).

19. 1784 Eröffn. der 1. öffentl. selbständ. Irrenanst. in Oestreich zu **Wien**, unt. Kaiser Joseph II. Neubau „Narrenthurm“. Nach Angaben u. unt. Direction des Leibarztes Dr. Quaritz. Nachf. Dir. Dr. Nord, Görgen, Eisl, Güntner, Folwarczay, Köster u. Viszanik.

1796 * Dr. J. B. **Friedreich** zu Würzburg, Prof. „Versuch e. Literatur-Geschichte d. psych. Krankh. 1830“ († 29. Jan. 1862).

1801 * Dr. G. T. **Fechner** zu Gr. Sährchen i. d. Lausitz, 1823 Docent d. Med., seit 1834 Prof. d. Physik in Leipzig. Er gab die Professur 1843 auf u. las dann über Philosophie. Begründer der Psychophysik. „Elemente der Psychophysik 1860.“ Humorist als Dr. Mises († 17. Nov. 1887).

1813 † Dr. Benj. **Rush** an Pleuresie, „Medical Inquiries and Observations upon the Diseases of the Mind 1812“ (* 24. Dec. 1745).

1824 * Dr. J. B. **Petit** zu Guéret, dir. Arzt der Irrenabth. zu St. Jacques bei Nantes († 8. Juni 1883).

1834 * Dr. Fr. W. **Reissner** zu Magdeburg. Seit 1858 Ass., seit 1865—70 Dir. der Irrenanst. zu Hofheim, Hessen († 28. Aug. 1887).

1849 † Dr. Franz **Amelung**, Dir. des Landeshospitals in Hofheim, psychiat. Schriftsteller, ermordet durch einen geisteskr. Verbrecher (* 28. Mai 1798).

1881 Nachts 1 Uhr zerstört **Feuer** den nördl. Flügel des „Southern Hospital for the Insane zu **Anna**, Illc., Amer., gänzl. unt. Dir. Dr. Horace Wardner. Neu wieder aufgebaut u. i. Febr. 1882 bezogen.

1884 Eröffn. der Irrencolonie zu **Lierneux**, Prov. Liège, Belg., für wallonische Irre (wie Gheel für die Flamänder).

20. 1745 * Dr. Ph. **Pinel** zu St. André d'Alayrac, Frankr., als Sohn eines Arztes. 1793 Arzt am Bicêtre, seit 1794 Prof., an. III de la rep. an Salpêtrière. Bei Reorganisation der Facultät 1822 nicht wieder angestellt († 25. Oci. 1826).

1817 * Dr. Joh. Nicolaus **Ramaer**, Schüler Schroeder's van der Kolk, zu Hertogenbosch, 1841 Arzt der Irrenanst. zu Zütphen, 1863—68 dirig. Arzt in Delft, von da consult. Arzt daselbst, 1872 Generalinspector der Irrenanst. Hollands als Nachf. Schneevogt's († 2. Nov. 1877).

1869 **Irrengesetz** für **Pennsylvanien** in Amer.

21. 1636 In **Lübeck decretirt** der Rath 3 Sammlungen jährlich „mit den Brettern“ in allen Kirchen der Stadt zur Unterhaltung der „armen unsinnigen Leute“.

1765 * Minister von **Nostitz** und **Jänckendorf**, hochverdient um die Reform d. Irrenwes. im Kgr. Sachs. „Die Heil- u. Verpflegungsanst. Sonnenstein. 3 Bd. 1828.“ († 15. Oct. 1836).

1841 **Decret** der Congregation der **römischen** u. allgem. Inquisition: Die Beschäftigung mit dem thierischen Magnetismus gibt zu Unglauben und Sittenverderben Anlass . . . „usum magnetismi, prout exponitur, non licere“.

1862 Eröffn. des Asyles „Eben-Ezer“ f. **Epileptische** zu **Laforce,** Frankr., unt. Pfar. Bost mit 3 Kr.

1869 † Dr. E. **Löwenhardt** an Herzerweit. mit sec. Nierenleid., Dir. der Irrenheilanst. Sachsenberg, Meckl. (* 2. Juni 1827).

22. 1724 * Dr. Immanuel **Kant,** Prof. der Philosophie, in Königsberg i. Pr. († 12. Febr. 1804).

23. 1768 * Dr. Fr. **Groos** zu Karlsruhe, Dir. der Irrenanst. zu Pforzheim, später zu Heidelberg, wo er Vorträge über Psychiatrie hielt. „Untersuchungen üb. d. moral. u. organ. Bedingungen des Irrseyns u. der Lasterhaftigkeit 1826“ († 15. Juni 1852).

1859 Eröffn. von **Hephata,** evang. Erziehungs- u. Pfleganst. für Blödsinnige Rheinlands u. Westphalens zu M. Gladbach unt. Dir. C. Barthold mit 5 Idioten. Jetzt 220 Plätze.

1866 Der Staatsrath des Canton **Bern,** Schweiz, **beschliesst** ein Reglement der Organisation der Irrenanst. Waldau, die bis dahin einzige gesetzm. Bestimmung über die Irren.

1869 Eröffn. des „St. Louis County Asylum“ zu **St. Louis,** Missouri, Amer., unt. Dir. Ch. W. Stevens f. 250 Kr. mit 83 Acres f. 3,000,000 M., 4stöckig.

24. 1852 Eröffn. der „casa de dementes de Santa Isabel“ in dem von der Herzogin de Medinaceli gekauften Palaste zu Leganes, 2 Stunden v. Madrid, mit 44 Kr., bis dahin im allgem. Hospital verpflegt. Jetzt für 200 Kr. (125 männl., 75 weibl.).

1865 Feststellung des Statutes der „Caisse d'assistance mutuelle des médicins aliénistes“ zu **Paris,** ausgearbeitet durch Legrand du Saulle.

1871 † Dr. **Longet** plötzlich. Prof. zu Bordeaux, bekannt durch Arbeiten in der Phys. des Nervensystems.

1877 In **Lyon** wird ein klinischer **Lehrstuhl** an der med. Facultät eröffnet und dafür Dr. Arthaud, Dir. der Irrenanst. zu Bron (Rhône), ernannt.

25. 1803 v. **Vinke** u. Med.-Rath **Borges** in Münster, Westph., werden vom Oberpräsidenten von Stein beauftragt, einen Plan zur Errichtung eines Irrenhauses für die preuss. Provinzen jenseits der Weser zu entwerfen.

1820 Eröffn. des **Lincoln-Asylum,** Leicst., Engl., f. 50 Kr. unt. Dr. E. P. Charlesworth mit 7 Acres, 15,000 L.

1867 Die erste Kirche für **Epileptische** wird in **Laforce,** Frankr., durch Pfarrer Bost eröffnet.

1877 Eröffn. eines **Lehrstuhles** für Psychiatrie an der Facultät zu **Nancy,** Frankr. Ernennung des Dr. Christian dazu. Klinische Demonstrationen im Asyl Maréville bei Nancy.

26. 1780 * Dr. H. G. von **Schubert** zu Hohenstein in Sachs. Fruchtbarer Schriftsteller in mystischer Psychologie u. Verfechter des Mesmerismus. 1819 Prof. in Erlangen u. 1827 in München († 1. Juni 1860).

1794 * Dr. J. P. **Falret** zu Marsillac, mit Voisin 1822 Gründer der Privatanst. zu Vanves bei Paris († 28. Oct. 1870).

1876 Eröffn. des „Asylum for Feeble-minded Children of the State of Jowa at **Glenwood**".

27. 1653 Gründung der Salpêtrière in **Paris,** Frankr., als allgem. Hospital für die Armen von Paris u. Vorstädten.

1806 * Dr. E. von **Feuchtersleben** in Wien, Prof., Verf. der „Diätetik der Seele" († 3. Sept. 1849).

1838 Irren**gesetz** in Genf, Schweiz. „Arrêté du conseil d'état sur l'inspection superieure de l'établissement public des aliénés".

1849 Eröffn. der Irrenanst. (Gesticht) zu **Meerenberg** in Bloemendal für North-Holland unt. Dir. Dr. B. H. Everts f. 300 Kr. Neubau 1852 für 500 Kr. erweitert, jetzt 800 Kr., 2,000,000 M. 18½ Acres.

1865 Das reichste Kloster Steyermarks, das Benedictinerstift **Admont, brannte,** durch einen Cretin angesteckt, ab. 7 Menschen verbrannten. Das Feuer wüthete bis zum 2. Mai.

1869 Eröffn. der Irrenpflegeanst. zu **Kosmanos,** Böhmen, unt. Primararzt Dr. Kutil.

1884 **Gesetz** in **Holland** zur Regelung der Staatsaufsicht über Irre und Irrenanst. (Ausführung vom 27. Apr. 1884 im „Staatsblad S. 96 u. 186).

28. 1837 Eröffn. von „Springfield House Asylum", **Bedford,** Engl., unt. Dir. Dr. John Starris. Privatanst. für die höheren Klassen. 30 Acres mit 50 Kr.

1841 Der 6. sächsische Prov.-Landtag genehmigt das Project des Neubaues der Prov.-Irrenanst. zu Nietleben bei Halle a. S., Prov. Sachs.

1842 † Dr. Charles **Bell** zu Hallow Park bei Worcester auf einer Reise, Neuropatholog. Nach Anderen am 27. Mai. (* Nov. 1774 zu Donn in Schottland).

1859 † Dr. Johannes **Müller** in Berlin an Gehirnleiden, Prof. d. Physiol. „Phantastische Gesichtserscheinungen 1826." „Bell'scher Lehrsatz 1831" (* 14. Juli 1801).

1869 Eröffn. der psychiatr. **Klinik** in Halle, Prov. Sachs., durch Dr. M. Koeppe in der Prov.-Irrenanst. zu Nietleben.

1878 **Brand** in Irrenanst. **Rothenberg** bei Riga im Isolirhause. Der Kr., der ihn wahrscheinlich veranlasste, erstickte.

29\. 1862 In der Anst. zu **Linz** erschlug ein Kranker in der Tischlerwerkstatt einen anderen mit dem Beile ohne Anlass.

30\. 1818 Das Irrenhaus **brannte** in **Salzburg** ab. Man brachte die Irren vor das Stadtthor, band die Unruhigen an Bäume, verpflegte sie dort 2 Tage u. Nächte im Freien, dann brachte man sie in das schon 1808 zur Anst. ausersehene noch jetzt bestehende Haus, früher Schullehrerseminar und dann Zwangsarbeitshaus (cf. 12. Febr., 2. Aug.).

1865 1. Sitzung der „Caisse d'assistance mutuelle des médecins aliénistes" in **Paris** für Wittwen u. Waisen der Irrenärzte; angeregt durch F. Baillarger.

1868 Eröffn. des „Connecticut State Hospital for Insane" bei **Middletown,** Conn., Amer., durch Dir. Dr. A. M. Shew mit 155 Acres, bis 1872 f. 200 Kr. Grundsteinlegung 20. Juni 1867. Neues Hospital in 3 Gebäuden errichtet 1881 für 520,000 M. Jetzt für 750 Kr., doch 1886 858 Kr. darin. Bis 1840 Arme in Armenhäusern, einige zu Hartford. 1840 ein Platz zu Middletown ausgewählt, aber erst nach 20 J. beschloss die Legislatur den Bau.

Mai.

1\. 1657 Eröffn. der **Salpêtrière** zu **Paris**, zunächst für Bettler. Der Architect Libéral Bruant erbaute auf Befehl des Parlament-Präsidenten Pomponne de Ballière das Gebäude an der Stelle eines Hauses im Quartier St. Marcel, Strasse Poliveau, wo man Salpeter präparirte. Erst 1802 wurde sie den Irren allein überlassen. 120 Acres, 720 Kr.

1779 * Dr. Al. **Morison** zu Anchorfield b. Edinburgh, Arzt vom Bethlem. „Heads of lectures in mental diseases. 1824.“ († 14. März 1866).

1817 Eröffn. des „Friend's Asylum for the Relief of Persons deprived of the use of their reason“ zu **Frankford**, Philadelphia, Pennsyl., Amer., durch die Quäker mit 55,000 Doll. f. 95 Kr. Mit einer Cottage an der See f. 12 Kr. beiderlei Geschlechts. Jetzt Dir. Dr. J. C. Hall f. 100 Kr.

1832 Eröffn. der psychiatr. **Klinik** an der Charité in **Berlin** durch Prof. Dr. K. W. Ideler.

1833 Eröffn. der Irrenabth. zu **Morlaix**, Dép. Finistère, Frankr., für Frauen.

1847 Eröffn. der **Idioten**anst. zu **Mariaberg**, Reutlingen, Württ. unt. Dr. Rösch bis 1850 in einem fr. Benediktinerinnenkloster mit 13 Zögl.; davon 10 aus der aufgelösten Anst. in Wildberg. Am 6. Mai die kirchl. Feier. 1875 Uebernahme der Staatsdomäne Mariaberg. 1876 Erricht. einer eigenen Bewahranst.

1850 Eröffn. der Idiotenanst. in **Fellgersburg** bei Stuttgart, Württ., durch Dr. Heinrich Helferich.

Beginn d. psychiat. **Klinik** zu **Erlangen** unt. Dir. Dr. Solbrig, Dir. d. Kreisirrenanst. daselbst. 1859—88 Prof. Dir. Dr. F. W. Hagen. 1888 Prof. Dr. Bumm.

1851 Eröffn. der psychiat. **Klinik** in der Irrenanst. Maréville, Frankr., durch Dr. M. Morel.

1852 Eröffn. der Priv.-Irrenanst. zu **Göppingen**, Württ., durch Dir. Dr. Landerer. 90 ha. für Private u. Staatskranke.

Eröffn. der Heilanst. für weibl. Gemüthskranke zu **Kaiserswerth**, Rheinpr., durch Pfarrer Fliedner (Diakonissenhaus). 1878 Neubau auf dem Johannisberge.

1862 Eröffn. der Privatheilanst. „Asyl St. Gilgenberg“ bei Bayreuth für 20 männl. Kr. unt. Dir. Dr. Falco.

† Dr. J. L. C. **Schröder van der Kolk** in Utrecht, Prof. „Path. u. Ther. der Geisteskrankh. 1862.“ (* 14. Mai 1797).

1866 Eröffn. der **Klinik** der Geistes- u. Nervenkrankheiten zu **Berlin** durch Prof. Dr. W. Griesinger.

1867 Eröffn. der Irrenanst. **St. Anne** bei Paris erbaut nach Plänen von Dr. Girard de Cailleux, provis. Dir., unt. 4 Aerzten, darunter Magnan. 1—4stöckig, 35 Acres, 9,600,000 M. f. 1000 Kr.

1868 Eröffn. der **Idiotenanst.** zu **Normansfield,** Hampton Wick, Midd., Engl., unt. Dir. Dr. Langdon Down f. schwachsin. Kinder beiderlei Geschlechts.

Eröffn. der Privatanst. zu **Königshof** bei Münden, Hann., durch Dir. Dr. A. Seebohm.

1870 Schluss der Irrenanst. zu **Passau** in Niederbayern nach 78j. Gebrauche.

Eröffn. der **Irrencolonie** Reckwitz in der Landesanst. **Hubertusburg,** Kgr. Sachs., unt. Dir. Dr. Ehrt.

Eröffn. der **Idiotenanst.** in **Norrtullsgatan,** Stockholm, Schwed., für 6 Kinder. 1883 35 Zöglinge.

1871 Eröffn. der Anst. **St. Catharinenthal** als Kranken- und Greisenasyl zur Entlastung von der Anst. Münsterlingen, Thurgau, Schw. Früher Kloster. Für 325 Kr. (davon 150 Irre u. 175 körperl. Kr. u. ruhige Greise).

1872 Eröffn. des „Boxburgh, Berwick and Selkirk District Asylum“ bei **Melrose,** Schottl., mit 35 Acres u. 50,000 L. für 230 Kr. unt. Dir. Dr. Grierson.

Eröffn. der Priv.-Irrenheil- u. Pflegeanst. zu **Keuschberg,** Krs. Merseburg, durch Friederike Bauer. 30 Plätze.

1873 Eröffn. des „Jowa Hospital for the Insane“ zu **Independence,** Jowa, Amer., unt. Dir. Dr. Gersham H. Hill, für 575 Kr.

1874 Eröffn. des „New York State Homoeopathic Asylum for the Insane“ bei **Middletown,** N. Y., Amer., unt. Dir. Dr. Selden A. Talcott für 400 Kr., mit 3,600,000 M. u. 211 Acres. 1 Pavillon errichtet 1876, ein zweiter 1881.

Eröffn. des „Kieth Home“ zu **Brooklyn**, N. Y., Amer., durch Lydia Kieth, für 9 Frauen.

1875 Eröffn. der neuen Prov.-Irrenanst. zu **Novara**, Ital., unt. Dir. Dr. Todi. Hauptgebäude und mehrere Pavillons, 880,000 M., 12 Acres, für 400 Kr.

1878 Schluss der Irrenheilanst. zu **Siegburg**, Rheinprov., nach 53j. Wirksamkeit.

Eröffn. der Prov.-Irrenanst. zu **Düren**, Rheinprov., unt. Dir. Dr. L. H. Ripping mit 97 Kr. aus Siegburg. Neubau. 27 ha. Bau- u. Grunderwerb 2,650,515 M., u. Inventar 163,892 M., für 300 Kr.

1879 Eröffn. von Comfers, **Hampton Wick**, Middlesex, Engl., unt. Dir. Dr. Langdon Down, für Erziehung u. Behandl. junger ladies u. Mädchen, die an Neurosen leiden.

1880 „The **Amer.** J. of Neurol. and Psych. Edit. by T. A. **McBride**, M. D.“

1881 Eröffn. der **Colonie** in der Prov.-Anst. „Hospiz **Marienthal**“ zu Münster, Westph., unt. Dir. Dr. Gerlach.

Eröffn. der **Idioten**anst. „Wilhelm-Augusta-Stiftung“ zu **Liegnitz**, Schles., mit 10 Kindern unt. Lehrer Glaman, aus freiwill. Beiträgen.

1883 Eröffn. der Anst. der Alexianer für männl. kathol. **Epileptische** der Rheinprov. zu **Aachen**. Eine 2. Anstalt erbaute der Orden auf einem Gute bei Aachen für 400 Pensionäre.

† Dr. Hervey B. **Wilbur**, seit 1851 Dir. des „New York State Idiot Asylum“, seit 1878 President of the Assoc. of Med. Off. of Amer. Instit. for Idiots and Fable-Minded Persons, errichtete 1848 die erste private Idiotenanst. zu Barre, Massach. (* 1820).

Errichtung der Erziehungsanst. für 40 **schwachsinnige** Knaben durch die gemeinnützige Gesellschaft in der **Schweiz** unt. Dir. Karl Kölle.

1885 In **Italien**: „Il Manicomio Giornale di **Psichiatria**. Dir. Fed. **Ricco** ed Silv. **Venturi**. Nocera inf. Tipografia del Manicomio“.

2\. 1782 * Dr. Al. **Haindorf** zu Lehnhausen, Westph. Psychiatr.

Schriftsteller u. von 1816 an Lehrer der Psychiatrie an d. Univ. zu Münster. „Versuch einer Path. und Ther. der Geistes- u. Gemüthskrankh. 1811“ (✝ 16. Oct. 1862).

1797 * Dr. D. **Mansfeld** zu Braunschweig, Dir. der Irrenanst. daselbst von 1856 an (✝ 10. Sept. 1863).

1874 Eröffn. der psychiatr. **Klinik** in **Graz**, Steyermark, mit 24 Betten für frische Fälle durch Prof. Dr. R. v. Krafft-Ebing.

1885 Gründung eines **Pensionsfonds** des Wartepersonals der Irrenanst. **Burghölzli** bei Zürich, Schweiz, unt. Dir. Dr. Forel mit 13,000 Frcs. Erster in der Schweiz.

3. 1819 Nach einer kgl. **Cabinetsordre** sollen in der Irrenabth. der Charité in **Berlin** unheilbare Kranke nicht geduldet werden. Zurückgenommen den 2. Juni 1823.

1836 Eröffn. der Priv.-Heilanst. zuerst in Möckern, Herbst 1839 im Neubau zu **Thonberg** bei Leipzig, durch Dir. Dr. Ed. Güntz für 10 Kr. 1885 Bestand 54 Kr. 1886 50j. Jubiläum. Terrain 3 ha 92 ar. 300,000 M. Durch Kauf 1888 in den Besitz der Stadt Leipzig für gleichen Zweck.

1866 Der Staatsrath des Canton **Freiburg**, Schweiz, giebt **gesetzl.** Bestimmung über die Irren des Cantons.

1882 Eröffn. der **Irrenklinik** an der Univ. **Leipzig** durch Prof. Dr. P. Flechsig, mit 7 Acres. Neubau f. 135 Kr., „welche für den klinischen Unterricht in der Psychiatr. in Betracht kommen“. Kosten 1,179,389 M. (Terrain 390,000 M., Bau 728,190, innere Einrichtung 61,198 M.). Seit 1888 genannt „psychiatrische u. Nervenklinik“.

1884 ✝ Dr. **Sémerie** in Grasse, Frankr., „Symptômes intellectuées de la folie“.

4. 1776 * Dr. J. F. **Herbart** zu Oldenburg, Prof. der Philosophie in Göttingen. „Psychologie als Wissenschaft, neu gegründet auf Erfahrung, Metaphysik und Mathematik. 2 Th. 1824—25“ (✝ 14. Aug. 1841).

1868 Eröffn. der Anst. für **schwachsinnige** Kinder auf dem Wyler bei **Bern**, Schweiz, unt. Pfarrer C. Appenzeller.

1877 Eröffn. der psychiatr. **Klinik** der Prov.-Irrenanst. in **Marburg** durch Prof. u. Dir. Dr. Cramer.

5. 1807 * Dr. Herrmann **Engelken**, von 1842—68 Dir. der Privat-

irrenanst. zu Rockwinkel bei Bremen, welche sein Grossvater, ein holländ. Militairarzt, 1764 gründete und die bis heute durch 4 Generationen in ärztl. Händen derselben Familie geblieben ist († 31. Juli 1881).

1848 † Dr. James **Macdonald** an doppelseitiger Pneumonie, v. 1825—37 Arzt am Bloomingdale Asylum, Amer., von 1838 Dir. einer Privatirrenanst. zu Sandford Hall in Flushing († 45 J. alt).

1866 Eröffn. der psychiatr. **Klinik** zu **Göttingen** durch Prof. u. Dir. Dr. L. Meyer.

1878 Eröffn. der psychiatr. **Klinik** an der Irrenanst. St. Pierre zu **Marseille,** Frankr., durch Dir. Dr. Lagardelle.

1883 † Dr. M. **Heuser** an Apoplexie, 54 J. alt, Dir. der Prov.-Irrenanst. Eichberg, Nassau.

6. 1809 * Dr. **Pontier** zu Aix, ärztl. Dir. der Irrenanst. zu Aix, Prov., Frankr. († 15. März 1878).

1868 Eröffn. der **Irrencolonie Zschadras** an der Irrenpflegeanst. Colditz, Kgr. Sachs., 126 Morgen, unt. Dir. Dr. T. A. H. Voppel.

1875 † Dr. C. A. **Sondén,** Med.-Rath, zu Stockholm, Schweden, seit 1832 Arzt u. Dir. der 1861 aufgehobenen Irrenanst. Danviken bei Stockholm. Psychiatr. Schriftsteller. Hervorragende Verdienste um die Reorganisation des Irrenwesens Schwedens (* 1802).

1883 Gründ. der „Stephanie-Stiftung“ f. Idioten in **Wien,** Oester.

1886 † Dr. H. **Legrand du Saulle,** Arzt an der Salpêtrière in Paris, psych. Schriftsteller (* 10. Apr. 1830).

7. 1794 * Dr. John **Conolly** zu Macket Rasen, Lincolnshire, Engl., 1828 Prof. d. prakt. Med. an d. Univ. Coll. zu London, Begründer des absoluten Non-restraint. Bemühte sich um klin. psych. Unterricht, verliess 1839 London, wo er keinen Anklang fand, kam 1839 nach Hanwell, schaffte alsbald allen mech. Zwang ab, blieb bis 1844 und widmete sich nur seiner Privatanst. u. gr. Consultationen († 5. März 1866).

1829 **Beschluss** der Behörde in **Berlin,** die neue Charité zu erbauen, in welche „vorläufig“ Irre, dauernd Syphilitische,

Krätzige u. gefang. Kr. verlegt wurden. Für 150 Kr. Klinisches Institut.

1845 Eröffn. der Landesanst. zu **Hubertusburg**, Kgr. Sachsen, für weibl. Irre, in einem grossartigen Jagdschlosse, unt. Dir. Dr. C. J. Weigel.

1859 Eröffn. des „Manicomio de Nueva Bethlen“ zu S. Gero de Cassoba, **Barcelona**, Span., Privatanst. der Sociedad Mas y Companacia, für 102 Kr. (59 M. 43 Fr.). In der Vorstadt von Barcelona. Ursprüngl. in Garcia gegründet, 1873 nach S. Gero gelegt. Ein ärztl. Dir. und 2 Hilfsärzte. Schwestern vom heil. Vincenz pflegen. Zur Aufnahme nöthig: ein ärztl. Zeugniss, beglaubigt durch Notar, u. Bürgschaft für Zahlung. Verordnungen des Gesetzes von 1822 zu befolgen.

Ministerial-**Rescript** in **Preussen** über periodische Revision der Priv.-Irren-Heil- u. Pflegeanst.

1861 Eröffn. der psychiatr. **Klinik** in **München**, Bayern, durch Prof. Dr. A. Solbrig.

1870 Eröffn. der **Idioten**anst. zu **Scheuern**, Nassau, unt. Dir. M. D. Horny durch einen Verein mit 180 Plätzen.

1877 Eröffn. der Irrenanst. zu **Viborg**, Dänem., unt. Dir. Dr. Gad.

1879 Eröffn. der psychiatr. **Klinik** an der Irrenanst. Nietleben bei **Halle**, Prov. Sachs., durch Prof. Dr. Ed. Hitzig.

8. 1804 * Dr. L. Ch. **Mèrier**, Dir. d. Irrenanst. zu Armentières, Frankr., in der Lorraine († 11. Jan. 1876).

1849 Stiftete Königin Victoria in **England** bei Grundsteinlegung der Irrenanst. Colney Hatch einen Fonds zur **Unterstützung** geheilt entlassener Irren.

Zur Grafschafts-Irrenanst. für Middlesex zu **Colney Hatch** wird unter dem Vorsitz des Prinzen Albert der Grundstein gelegt.

1883 **Irrengesetz** in **Pennsylvania**, Amer.

9. 1728 Eröffn. der Irrenanst. für Männer in **Warschau**, Polen, von Mönchen des Ordens Bonifrati (nach Anderen am 13. Juni).

1811 * Dr. Fr. Herrm. **Lessing** zu Mönchenfrei bei Freiburg i. S., Assistent u. 1853 Nachf. von Pienitz in der Heilanst. Sonnenstein, Sachs. († 23. Sept. 1887).

* Dr. Ole **Sandberg** auf dem Pfarrhofe Onsoe. seit 1854 Dir. der Irrenanst. Gaustadt bei Christiania, psychiatr. Schriftsteller († 20. Jan. 1883).

1854 Gründ. der **Idiotenanst.** zu **Neuendettelsau,** Bayern, für 80 weibl. Kr. Diakonissenhaus. Grosser Neubau seit 1864. 60,000 M. für 20 Kr.

1870 † Dr. John **Meyer** in Exeter auf einer Reise. Dir. von Broadmoor Criminal Lunatic Asylum. 1860 von einem Kr. an der Schläfe schwer verwundet, wovon er sich nie wieder ganz erholte (* 1814 in Norwood bei London).

1874 Gründ. der beiden **Unterstützungskassen** für bedürftige Pflegl. des Grossh. hessischen Landeshospitales zu **Hofheim** u. der Grossh. hess. Landesirrenanst. zu **Heppenheim.** Vereinigung beider am 22. Juni 1885.

1884 † Dr. E. **Meyer** an Lungenentzündung, Dir. der Irrenanst. Brake. Lemgo, Lippe-Detmold, Deutschl. (* 20. Jan. 1818).

10. 1645 **Charenton** bei Paris gegründet durch den Orden der Brüder de la Charité. Dort wirkten 1802 Bleynie. 1806 Royer Collard. 1825 Dom. Esquirol. 1841 als Adjunkt L. Calmeil. 1848 Th. Archambault. Charenton. mit Namen St. Maurice, ist jetzt alleinige Staatsanst., „maison nationale de Charenton", und untersteht dem Minister des Innern. während die übrigen in und um Paris der „Assistance publique" zu Paris unterstehen, z. Z. Dr. Christian für männl., Dr. Ritti für weibl. Irre; durchschnittlich 630—640 Kr. Wartepersonal 180. 3 Acres.

1800 * Minister C. v. **Bodelschwingh,** hoch verdient um die Reorganisation der Irrenanst. in der Prov. Westphalen († 10. Mai 1873).

1810 * Dr. Jean J. **Jaques** zu Aachen. Dir. Arzt der Irrenanst. zu Anvers, Belg. († 18. Nov. 1873).

1815 Eröffn. der alten Irrenanst. in **Bernburg,** Dessau. Schluss 1875 nach 60jähriger Wirksamkeit. Früher „Thurm" genannt und den „Miseris et malis" gewidmet, später Armenhaus.

1819 Eröffn. der Irrenanst. zu Fort **Clarence,** Engl., nur f. Soldaten.

1827 * Dr. Ad. **Wachsmuth** in Neuhaus a. d. Elbe, v. 1860—65

Prof. d. Psychiat. in Dorpat. „Allg. Pathol. der Seele. 1859.“ († 13. Apr. 1865).

1837 Eröffn. von Asylum **Leicester,** County Leicester u. Rutland, Engl., unt. Mr. H. J. Prosser. 37 Acres für 500 Kr. Lazareth von 12 Betten und abseits ein Gebäude für 80 Blödsinnige.

1872 Eröffn. der „McFarland Retreat for the Insane“ zu **Jacksonville,** Illinois, Amer., unt. Dir. u. Besitzer Dr. And. McFarland, für 20 Kr. mit 60 Acres.

1882 Eröffn. der psychiatr. **Klinik** an der Prov.-Irrenanst. in **Bonn,** Rheinpr., durch Dir. u. Prof. Dr. W. Nasse.

11. 1722 * Dr. Peter **Camper** zu Leyden, Prof. der Chirurgie, Anatomie u. Botanik zu Gröningen, Holl., „Gesichtslinie“ († 7. Apr. 1789).

1773 * Dr. Michael von **Lenhossék** zu Pressburg, Prof. zu Pesth, „Physiol. medicinalis. 5 Vol. 1816.“ „Untersuch. üb. Leidensch. u. Gemüthsaffecte als Ursache u. Heilung der Krankheiten 1804.“ „Darstellung der menschlichen Leidenschaften. 1808“ († 12. Febr. 1840).

1796 Eröffn. der Irrenanst. „Friends Retreat“ zu **York,** Engl., für die Quäker. William Tuke entwarf 1792 das Project dazu für 59 Kr., um eine humane Behandlung der Irren einzuführen. Erster Arzt Dr. Fowler († 1801), Nachfolger Dr. Cappe, nach seinem Tode 1802 Dr. Belcombe. Erster Dir. George Jepson, welcher 1822 resignirte, † 1836. Auf dem Frontispice der Anst. steht: Hoc Fecit Amicorum Caritas in Humanitatis Argumentum Anno Dñi MDCCXCII.

1816 Bericht des Etatsrathes Dr. C. **Suadicani** an das Kgl. Schleswig'sche Obergericht betreffs der traurigen Lage der Irren in den Herzogth. Schleswig u. Holstein.

12. 1851 40j. Amtsjubil. von Dr. J. G. **Müller,** Dir. der Irrenanst. in Pforzheim in Baden.

1855 † Dr. J. H. **Seidelin** an Emollities cerebri, Dir. des St. Hans-Hospitales bei Kopenhagen (* 8. Febr. 1786).

1867 † Dr. J. F. H. **Albers** in Bonn, Rheinpr., Prof., psychiatr. Schriftsteller u. Dir. einer Priv.-Irrenanst. (* 14. Nov. 1805).

1874 In **New-York** werden **gesetzliche** Bestimmungen über die Irrenanst. getroffen. Aufnahmebedingungen erschwert. 2 Aerzte müssen unter Schwur Zeugnisse abgeben und sie müssen schon 3 Jahre Aerzte gewesen sein. In 5 Tagen muss der Richter nach vorhergegangener Untersuchung zustimmen.

13. 1831 * Dr. E. **Salomon** zu Stockholm, 1861 Arzt an d. Irrenanst. zu Upsala, 1864 zu Malmö, dann Dir. d. Irrenanst. zu Lund in Schweden († 30. Oct. 1880).

1864 † Dr. Rud. **Wagner** zu Göttingen, Prof., Werke über Physiol. des Gehirns (* 30. Juli 1805).

1872 Eröffn. der psychiatr. **Klinik** zu **Strassburg**, Elsass, durch Prof. Dr. R. v. Krafft-Ebing.

1873 Ernennung einer Commission zur Reorganisation des Irrenwesens in **Finnland**, Russl.

1874 Eröffn. des „Departamento en el Hospital de Sta. Cruz" zu **Barcelona**, Prov. Barcelona, Span., reorganisirt vom 15. Sept. 1853 für 312 Kr. (177 M. 136 Fr.).

1875 Eröffn. der neuerbauten Privat-„Unterrichts- u. Erziehungs-Anst. für geistig zurückgebliebene Kinder" in Dresden unt. Dir. W. Schroeter mit 7 Zöglingen.

1878 Eröffn. des „Danvers Lunatic Hospital" zu **Danvers**, Massach., 30 engl. M. v. Boston, Amer., unt. Dir. Dr. H. R. Stedman für 600 Kr., 3stöckig mit 197 Acres und 6,400,000 M.

14. 1734 † Dr. Georg Ernst **Stahl** in Berlin, 1687 Hofmedicus des Herzogs von Weimar, 1694 Prof. in Halle, 1716 Leibarzt des Königs von Preussen in Berlin bis zu seinem Tode. „Die Einheitlichkeit des Organismus ist nach ihm in der Seele repräsentirt." „Princip des Animismus" (* 21. Oct. 1660).

1797 * Dr. J. L. C. **Schroeder van der Kolk** zu Leuwarden, Prof. in Utrecht († 1. Mai 1862).

1828 † Dr. E. J. **Georget** an Lungenschwindsucht, Arzt der Salpêtrière. „De la folie. 1828." (* 9. Apr. 1795).

1848 Eröffn. des „New Jersey State Lunatic Asylum" bei **Trenton**, New Jersey, Amer., für 500 Kr., 1,800,000 M.

1849 **Reglement** in **Spanien** für die Reorganisation des Irrenwesens. Es kam erst 1860 zur Ausführung.

1855 † Dr. Joh. **Tschallener,** Dir. der Irrenanst. Hall in Tyrol von 1834—53 (* 15. Jan. 1783).

Eröffn. der **Idiotenschule** in **Haag,** Holl., durch van Koetsveld.

Eröffn. von „Hospital de dementes“ zu **Granada,** Prov. Granada, Span., Priv.-Anst. im alten Kloster für 166 Kr. (119 M. 47 Fr.).

1858 † Dr. F. **Engelken,** seit 1829 Dir. der 1806 von seinem 1777 * u. 11. Oct. 1829 † Vater Fried. E. gegründeten Priv.-Irrenanst. Hodenberg bei Bremen. Nach seinem Tode 1858 übernahm die Anst. sein Sohn Dr. Fr. E., der ½ Jahr nachher an Tuberculose starb. Die Anst. wurde mit dem benachbarten Rockwinkel vereint (* 16. Apr. 1806).

1874 Ministerial-**Verordnung** in **Oesterreich,** mit welcher Bestimmungen in Betreff des Irrenwesens erlassen wurden. A. in Betreff der Privatirrenanst., B. in Betreff der öffentl. Irrenanst., C. Allgem. Bestimmungen. — Ergänzende Verordn. v. 4. Juli 1878, worin die provis. Aufnahme unt. Verantwortung des dirig. Arztes gestattet ist.

1880 Eröffn. der Baracken beim Wenzel-Hanke'schen Krankenhause in **Breslau** für 100 Kr.

1885 5 geisteskr. **Verbrecher,** welche die Irrenanst. **Dalldorf** bei **Berlin** dem Maison de santé in Schöneberg z. Pflege übergeben, revoltiren, stecken den Schlafsaal in Brand u. suchen zu entfliehen. Gelöscht und die Flucht verhindert durch herbeigerufenes Militair.

15. 600 Der Sage nach Enthauptung der Prinzess Dymhna in **Gheel** durch ihren Vater. Man fand, dass ihre Berührung Irre heilte, sie ward heilig gesprochen und in der ihr geweihten Kirche genasen nach 9tägigem Exorcismus Irre. Dies der Ursprung der Colonie. Sicher ist, dass sie im 12. Jahrhundert schon lange bestand. Jetzt hat die Stadt 11,000 Bew., von denen c. 2000 Irre sind.

1796 * Dr. E. S. **Blanche** zu Rouen, seit 1827 Dir. der Privatanst. zu Montmartre, dann zu Passy bei Paris († 8. Nov. 1852).

1809 * Dr. J. **Knabbe**, Dir. der Prov.-Irrenanst. **Marsberg**, Westph. († 22. Juli 1859).

1810 Eröffn. der früheren Irrenanst. zu **Lausanne**, Canton de Vaud, Schweiz, für 40 Kr. unt. Dir. Jordan (früher Lehrer). Schluss am 22. Juli 1873 nach Bau von **Bois de Cery**.

1865 Eröffn. der Idiotenanst. zu **Rastenburg**, Prov. Ostpreussen für 60 Kinder, durch Reg.-Präs. von Salzwedell.

1871 Eröffn. der Alexaneranst. für männl. Kr. zu **Crefeld**, Rheinprov.

1883 † Dr. Ant. **Mainardi**, zuletzt Dir. der Prov.-Anst. in **Cremona** (* 1807).

16. 1831 Eröffn. des „County Asylum" zu **Hanwell**, Middlesex, Engl., unt. Dr. W. Ch. Ellis für 300 Kr. Von 1839—43 Dr. J. Conolly, der ausserhalb der Anst. wohnte. 100 Acres. Jetzt 1853 Kr.

1870 Eröffn. der neuerbauten Kreis-Irrenanst. zu **Bayreuth**, Bayern, unter Dir. Dr. Engelmann.

17. 1852 Eröffn. des „Missouri State Lunatic Asylum" zu **Fulton**, Am., unt. Dr. T. R. H. Smith f. 300 Kr. 4stöckiges Gebäude mit 500 Acres für 1,080,000 M.

1875 Beschluss der Errichtung einer psych. **Klinik** im allg. Krankenhaus zu **Wien**, am 1. Aug. von Prof. Meynert übernommen.

1881 † Dr. Lorenzo **Monti**, ehem. Dir. der Irrenanst. Colormo in Parma.

18. 1814 Eröffn. des „County Asylum" f. d. Grafsch. Norfolk, Engl., zu **Thorpe** bei Norwich, für 160 Kr. 63 Acres. Anfangs ohne darin wohn. Arzt. Von 1844 an Dr. C. Morison. Jetzt 800 Kr.

1858 † Dr. Max **Jacobi** an der Gesichtsrose, Dir. der Irrenheilanst. Siegburg, Rheinpr. (* 10. Apr. 1775).

1862 † Dr. John M. **Galt**, Dir. des Eastern Lunatic Asylum zu Williamsburg, Virg., Am. (* 19. März 1819).

1870 Eröffn. des „Parkside Asylum" **Adelaide**, Südaustralien für gewöhnl. Irre, u. am 5. Nov. ein Gebäude für Criminal lunatics mit 134 Acres für 1000 Irre bei seiner

Vollendung. Jetzt 362 Kr. (221 M. u. 141 Fr.) unt. Dr. Paterson.

1887 † Dr. A. **Vulpian** an Pneumonie, Prof. in Paris, 61 J. alt. Hervorragender Forscher in Nerven-Physiologie u. Pathologie. „Vorlesungen über die allgem. u. vergleich. Phys. des Nervensystems 1866." „Maladies du système nerveux. Paris 1879. 1886" (* 5. Jan. 1826).

1887 Eröffn. der psychiat. **Klinik** zu **Freiburg** i. B. unt. Prof. Dir. Dr. Emminghaus. Neubau.

1887 Eröffn. der „Heimath-Kolonie" in **Düring**, Krs. Geestemünde, auch **Trinker-Asyl** durch Pastor Cronemeyer in Bremerhafen.

19. 1763 * Dr. J. G. **Fichte**, zu Rammenau i. d. Oberlausitz, Prof. d. Philosophie in Berlin († 29. Febr. 1814).

1766 * Dr. J. Ch. **Hoffbauer**, Prof. d. Philosophie in Halle, Prov. Sachs. Psychiat. Schriftsteller. „Die Psychologie in ihren Hauptanwendungen auf die Rechtspflege. 1808" († 4. Aug. 1827).

1788 In **Florenz** werden alle in der Irrenanst. der heil. Dorothea befindlichen 145 Irre (80 M., 65 Fr.) in die gegenwärtige Irrenanst. zum Bonifacius, einer Abtheil. des durch Marquis Bonifacio gegründeten Hospitales, übergeführt, wo die unterdrückten Hospize u. Convente auf den Rath Chiarugi's u. Baumeister Paoletti's durch Befehl Peter Leopold's wiederhergestellt waren. Im **März** 1854 bei Ueberfüllung u. Nähe der Cholera ward das Hilfsasyl di Castel-Pulci, 8 Kilom. von Florenz eröffnet. In jenem 500, in diesem 300 Kr.

1817 Im Canton Vaud, **Schweiz**, ernennt ein Decret einen Inspector der Irren. Abgeschafft durch das vom 17. Jan. 1851 über die Organisation der öffentl. Anst. Die Inspection der priv. u. öffentl. Irrenanst. fällt dem 1. Polizeiarzt u. Vicepräsid. des Gesundheitsrathes zu.

1873 † Dr. Fr. C. Karl **Stahl** an qualvoller Krankheit, Dir. der Irrenanst. Karthaus Prüll, Bayern; psychiat. Schriftsteller, namentl. des Cretinismus (* 23. März 1811).

1880 Eröffn. der Irrenanst. **Saargemünd**, Lothr., unt. Dir. Dr.

Freusberg. Vollendung des 1873 begonnenen Baues am 30. Oct. 1884. 450 Kr., 2,800,000 **M.**, 52 Ha.

1885 Irren**gesetz** in **Spanien** unt. König Alphonso u. Minister Romero.

20\. 1838 Eröffn. der Irrenanst. Vernets bei **Genf**, Schweiz, unt. Dir. Nourrisson u. Oberarzt Dr. Coindet, f. 150 Kr. mit 14 Acres.

1841 Irren**gesetz** in **Holland.**

1876 Eröffn. der ersten (constit.) Wander-**Versammlung** der süddeutsch. Neurologen u. Irrenärzte zu **Baden-Baden,** unt. Dr. G. Ludwig u. H. Schüle.

1877 Eröffn. der Priv.-Irrenanst. des Prof. Dr. Esquerdo bei **Madrid,** Span., im Dorfe Carabanchel Alto, für 100 Kr.

1878 † Dr. P. Prosdocimo **Salerio,** Venedig, Ital., Dir. der Irrenanst. S. Servolo in Venedig, vom Orden Fate-Bene-Fratelli (* . . . .).

1882 † Dr. Fr. **Siebert** an Sarcom im Mediastinum, Prof., seit 1864 Dir. der Irrenanst. zu Jena, 1866 der von ihm eingerichteten landwirthschaftl. Colonie Capellendorf (* 22. Febr. 1829).

1887 † Dr. Al. **Ecker** in Freiburg i. B., Prof., verdienter Gehirnanatom u. Anthropolog (* 10. Juli 1816).

21\. 1780 * Elisabeth **Fry** zu Norwich, Engl., Quäckerin, seit 1813 eifrig beschäftigt mit Reformen im Gefängniss u. Irrenwesen in Engl., unterstützt von den höchsten Behörden u. thätig durch Gründung von Vereinen, auch in anderen Ländern, trotz ihrer 15 Kinder († 12. Oct. 1845).

1817 * Dr. R. H. **Lotze** zu Bautzen, zuletzt Prof. in Berlin. „Medic. Psychologie u. Physiologie der Seele. 1851." († 1. Juli 1881).

1849 Eröffn. der Idiotenanst. zu **Rieth,** Württ., unt. Dr. Müller. Am 1. Nov. 1851 übersiedelt mit 43 Kinder nach Winterbach, am 21. Mai 1864 nach Schloss Stetten, mit 60 Kindern.

1862 Eröffn. der Pflege- u. Bewahranst. für 28 erwachsene männl. **Epileptische** in **Pfingstweide** bei Friedrichshafen am Bodensee, Württ., unt. d. Hausvater Heinrich Egli u. Hausarzt Dr. Faber, durch einen Verein. Jetzt Hausvater J. Schrade mit Zweiganst., 4 Min. entfernt, für 9 Pfleglinge, als sein Eigenthum.

1864 Eröffn. der Idiotenanst. zu Schloss **Stetten**, Württ., durch Uebersiedlung der Kranken aus Winterbach, unter Insp. J. Landenberger. Seit Nov. 1866 auch für Epileptiker.

1873 Dr. **Lutwidge**, Commiss. of lunacy in Engl., in **Fisherton** House Asylum in Gegenwart von Arzt u. Oberwärter durch einen Kr. am Kopfe mit einem Nagel schwer verletzt u. stirbt daran am 28. Juni.

22. 1773 Eröffn. der Anst. für **Epileptische** im Juliushospitale zu **Würzburg**, ausschliesslich zur lebenslängl. unentgeltl. Unterbringung für unheilbare Epileptische. Verordnung vom 19. April 1773 über die Aufnahmebedingungen. 1845 ein eigenes Haus mit 48 Freistellen, 24 für M., 24 für Fr.

1878 Die Irrenpflegeanst. zu Schloss **Moritzburg**, Kreis Peitz, Filiale der Prov.-Irrenanst. „Rittergut Altscherbitz“, Prov. Sachsen, wird aufgelöst.

1886 † Dr. B. C. **Ingels** in Folge von Leicheninfection, Dir. der Irrenanst. für Männer in Gand, Belg. Vice-Generalinspector der Anst. Belgien's; Secr. der Soc. de la med. mental. (* 1831).

23. 1733 * Dr. Fr. A. **Mesmer** zu Iltzwang am Bodensee. Erfinder des Mesmerismus. († 5. März 1815).

1807 * Dr. Samuel **Warren** in Gresford bei North-Wales, Irrenarzt u. Novellist in Engl.

1854 50j. Doctorjubil. von Dr. G. H. **Bergmann**, Dir. der Irrenanst. Hildesheim, Hannover.

1864 Eröffn. der Irrenanst. in **Frankfurt a. M.**, mit Abthl. für **Epileptische** unt. Dir. Dr. H. Hoffmann. Neubau mit 634,208 Gulden für 200 Kr., 40 Mrg. Terrain. Schluss der alten Anst. nach 89j. Wirksamkeit.

24. 1798 Dr. Ph. **Pinel** in Paris, 1793 Arzt am Bicêtre, 1795 an Salpêtrière, nahm 49 Kr. die Ketten ab, liess sie am Tage in den Höfen umherspazieren, sicherte sie während dieser Zeit durch eine Zwangsweste u. liess sie Nachts frei in ihrer Zelle. („4 Florial [od. 4. Prairial] an VI de la republique.“) Nach Sc. Pinel: 1792. Letzteres sicher falsch.

1799 * Dr. Wm. Maclay **Awl** in Harrisburg, Pens., Amer., Dir der Irrenanst. zu Columbus, Ohio, von 1838 bis 1850 († 19. Nov. 1876).

1862 Eröffn. des deutschen Samariter-Orden-Stiftes **Kraschnitz** in Schles., zur Pflege von **Idioten, Epileptischen,** Siechen u. Krüppeln durch Graf A. v. d. Recke-Volmerstein. 1887, 25j. Jubiläum mit 398 Kr., darunter 62 Epileptische, mit Diakonissenhaus für 106 Schwestern.

1869 Bildung eines **Vereines** f. d. Pflege **schwachsinniger** Kinder in Schweden, auf Anregung des Prof. Dr. Kjelberg in Upsala.

25\. 1746 **Rescript** der Regierung des Königr. **Württemberg,** welches die Errichtung des mit dem Zucht- u. Waisenhause zu **Ludwigsburg** combinirten „Tollhauses" verordnet. In der Nähe 1788 Eröffn. des Neubaues der „Pensions-Anst. u. Tollhaus" für 60 Kr., jeder im besonderen Stübchen, parterre die Unruhigen. Pfarrer u. Physikus als Arzt angestellt. Für 30—36 Kr. 2 Tollmeister. Spaziergänge ausserhalb. 1812 Schluss desselben nach 66j. Benutzung. Uebersiedlung nach **Zwiefalten.**

1829 Es beginnt die Verwaltungs-Commission der Stände in **Schlesien** über die Irrenanst.

1875 Revision der **gesetzl.** Bestimmungen vom 12. Mai 1874 in New York. Commissioners in lunacy ernannt mit 5000 D. Gehalt u. grossen Vollmachten.

1880 Eröffn. der „National-Irrenanstalt" von Uruguay zu **Montevideo** unt. Dir. Dr. Canaveris.

26\. 1832 * Dr. J. Max **Koeppe** zu Zörbig, seit 1866 Dir. der Irrenanst. zu Nietleben u. seit 1877 der Anstalt „Rittergut Altscherbitz" Prov. Sachsen († 30. Jan. 1879).

27\. 1863 Eröffn. von **Broadmoor** Criminal Lunatic Asylum, Parochie Sandhurst, Berksh, Engl., unt. Dr. John Meyer mit 290 Acres Terrain u. 166,350 Pfd. St. Kosten, für 563 Kr. (6 Abth. für M., 3 für Fr.). Von 1870—31. Mai 1886 Dir. Dr. Orange, der von 1863 an Assistent war. Nachfolger der bisherige Assistent Dr. Nicolson.

1872 Bildung eines **Schutzvereines** für Irre in der Prov. **Westphalen.**

28\. 1798 * Dr. Franz **Amelung** in Bickenbach a. d. Bergstr., Dir. der Irrenanst. in Hofheim, Grossh. Hessen, (ermordet durch einen Irren 19. Apr. 1849).

1827 Eröffn. des „Perth James Murray Lunatic Asylum" zu **Perth**, Schottl., am Tay in Linienform von Burn gebaut für 150 Kr.

1842 † Dr. Ch. **Bell**, in Harlow Park bei Worcester, Engl., auf einer Reise, Neuropatholog cf. 28. Apr. (* Nov. 1774 in Donn).

1885 † Johanna **Nathusius**, verdient um die Entwicklung des deutschen **Idioten**wesens. (* 18. Nov. 1828).

29\. 1841 **Irrengesetz** in **Holland**. („Staatsblad No. 20".)

1847 Neues Irren**gesetz** in **Sachsen-Weimar**, wie es noch heute in Geltung ist.

30\. 1784 * Dr. W. **Ruër** zu Meschede, fr. Dir. der Prov.-Irrenanst. zu Marsberg, Westph. († 17. Dec. 1864).

1827 Eröffn. der Irrenanst. in **Hildesheim**, Hann., unt. Dir. Dr. G. H. Bergmann in den adaptirten Klöstern St. Michaelis für Heilbare u. St. Magdalena für Pflegl., mit 108 Kr. Früher waren die Kr. in der Strafanst. zu Celle, worin 1806 eine Abtheil. f. Irre errichtet war.

1853 † Dr. E. G. **Pienitz**, an Altersschwäche, v. 1811—1851 Dir. der Irrenheilanst. Sonnenstein, Kgr. Sachsen (* 20. Aug. 1777).

1877 50j. **Jubiläum** der Irrenanst. in **Hildesheim**, Hannover, unt. Dir. Dr. L. Snell.

31\. 1793 * Dr. A. P. H. **Rech**, Prof. in Montpellier, von 1822 an Chef der psych. Abth. am Hôtel-Dieu daselbst, die er nach St. Charles selbständig verlegte; von 1837 an noch Dir. einer Privatirrenanst. zu Montpellier († 7. März 1853).

1865 † Architekt O. **Pichler**, am Typhus, Erbauer der Irrenanst. zu Frankfurt a. M. u. Hildburghausen.

1872 † Dr. A. **von Solbrig** am Typhus, Prof. in Erlangen 1846 u. München 1861, Dir. der Kreis-Irrenanstalten daselbst. Nach seinen Plänen wurden beide gebaut. „Verbrechen und Wahnsinn. 1867." (* 17. Sept. 1809.)

1877 Dr. **Tigges**, Dir. der Irrenanst. Sachsenberg, wird bei seiner Morgenvisite, in die Werkstätte eintretend, von einem, wegen Lustmordes Verurtheilten, der andere irre Verbrecher dazu überredete, jenen todtzuschlagen, mit einem schweren Schläger an die Schulter getroffen u. zu Boden geworfen. Nur mit Hilfe anderer, nicht im Complot befindlicher Kr. wird ein Unglück verhütet.

Juni.

1. 1826 Eröffn. der öffentl. Irrenanst. **Warneford** bei Oxford, Engl.

1843 Eröffn. des „Royal Asylum" zu Gartinaval bei **Glasgow,** Schottl., von J. C. Wilson im Tudor-Gothischem Style erbaut mit 72,000 Pfd. St., für 500 Kr., unt. Dr. Hutcheson. 65 Acres.

1848 Eröffn. der Privatanst. für „**feeble Minded** Youth" zu **Barre,** Mass., Amer., Dir. Dr. G. Brown.

1860 Eröffn. der Irren-Heil- u. Pflegeanst. **Rosegg,** Cant. Solothurn, Schweiz, mit 200 Betten unt. Dir. Dr. J. Gerni. 560,000 M.

1862 Eröffn. des „Asyles **Carlsfeld,**" Privatheilanst. d. Prov. Sachsen, durch Dir. Dr. H. Niemeyer für 30 Kr.

1868 Eröffn. der „Vereinigten Versorgungsanstalt" am Alserbache in **Wien.** Neubau. 1883 darin 379 Irre.

1881 Eröffn. der Aufnahmestation (Irrenheilanst.) für Irre in **Åbo,** Finnl., Russl., neben dem Prov.-Lazarethe.

† Dr. Franz **Fischer**, Dir. der Heil- u. Pflegeanst. zu Pforzheim, Baden (* 26. Aug. 1815).

1882 Eröffn. des „Private house" zu **Wawa,** Pennsylv., durch Besitzer Dr. A. T. Livingston, für 8 Männer.

Eröffn. von „Sheboygan County Chronic Insane Asylum" zu **Sheboygan,** Wisc. Amer., unt. Dir. Dr. A. J. Wiffin, für 51 Kr.

1885 In der Irrenanst. zu **Lehon** bei Dinon, von den Brüdern St. Jean-de-Dieu geleitet, wirft sich ein Irrer auf einen Pfleger, zerbricht ihm mit einem Instrumente den Schädel u. ein Anderer empfängt gleichfalls Schläge mit einem Instrumente von einem anderen Kr. Beide stürzen dann in die Wohnung des Arztes, um ihn zu tödten, werden aber vorher mühsam überwältigt.

1886 Eröffn. des „Sanatorium für Nervenkranke" zu **Graz**, Steyermark, durch Prof. Dr. R. von Krafft-Ebing für 40 Kr.

2. 1827 * Dr. E. **Loewenhardt**, in Prenzlau, 1859 Dir. der Privatirrenanst. Kennenberg, 1862 der Anst. Münsterlingen, 1863 der Irrenheilanst. Sachsenberg, Meckl. († 21. Apr. 1869).

Durch Landtagsabschied werden die Irrenanst. **Schlesiens** der ständischen Verwaltung übergeben.

1843 † Dr. S. **Hahnemann** zu Paris, Homöopath u. früher Dir. einer Priv.-Irrenanst. bei Gotha. In der Nat.-Zt. d. Teut. 1798 No. 47 „der teutsche Willis" genannt (* 10. Apr. 1755).

1848 Eröffn. der **Sommercolonie** St. Margarethenberg bei der Cantonal-Irrenanst. **St. Pirminsberg**, Schweiz.

1861 Gründung einer phrenopathischen **Gesellschaft** zu **Aversa**, Italien.

1875 Eröffn. der „**American Neurological Association**" zu New-York.

1876 Eröffn. d. landwirthschaftl. **Colonie** bei Bethesda, d. Prov.-Irrenanst. zu **Lengerich**, Westph., unt. Dir. Dr. Alb. Vorster.

1879 Eröffn. des „Kansas State Insane Asylum" zu **Topeka**, Kansas, Amer., unt. Dir. Dr. A. P. Tenney, für 250 Kr., 3 stöckig, mit 180 Acres.

1881 † Dr. Lucien de **Bouteville**, Dir. der Irrenanst. zu Rouen, Dep. Seine-Inf., psych. Schriftsteller.

1882 Eröffn. der Colonie b. d. Rhein. Prov.-Irrenanst. **Grafenberg** bei Düsseldorf mit 22 Kr. unt. Dir. Dr. Pelman. 5 neben einander liegende Häuser nahe der Anst., worin auch Bedienstete der Anst. wohnen. Im Ganzen 69 Einw.

Im Hospiz der Pensionäre de la Grave zu **Toulouse**, Frankr., **tödtete** ein Kr. mit Grössenwahn, der zu Fluchtversuchen neigte, den Portier mit einem Holzscheite.

3. 1828 * Dr. L. V. **Marcé** zu Paris, Arzt von St. Anne, Bicêtre u. Dir. einer Privatanst. zu Paris († 4. Aug. 1864).

1850 Eröffn. von „**Birmingham** Boro Asylum Winson Green",

Engl., unt. Dir. Thomas Green Esq. 150,000 L. mit 40 Acres, für 600 Kr.

4. 1803 * Corn. Joh. **Feith** zu Gravenhage, Holl., seit 1. März 1842 Generalinspector der Irrenanst. Holl., neben Schroeder van der Kolk († 31. März 1875).

1856 † Dr. Al. **Crichton** zu Sevenoaks, Kent, Engl. Psych. Schriftsteller (* 2. Dec. 1763).

1871 † Dr. Fr. **Holst**, Prof. in Christiania, Norw. Psych. Schriftsteller (* 14. Aug. 1791).

1878 † Dr. Carlo **Livi** an Apopl. cereb., Prof., von 1850—73 Dir. der Irrenanst. in Siena, seit 1873 in Reggio u. Prof. der Psychiat. in Modena, Ital., Gründer einer psychiatr. Klinik (* 8. Sept. 1823).

1880 Eröffn. des Asyles für **Epileptische** zu Rotenburg, Kreis Stade, Hann., durch einen Verein mit 76 Plätzen. Arzt Dr. Jahn.

5. 1882 † Dr. **Lagardelle**, Dir. der Irrenanst. zu Bordeaux und Prof. der Psychiatrie (* 30. März 1858).

6. 1804 * Dr. Ed. **Ducpétiaux** zu Brüssel, Generalinspector der Irrenanst. in Belg. († 26. Juli 1868).

1844 Die „Société de patronage“ unt. d. Vorsitze des Herzogs von Liancourt für aus der Salpêtrière in **Paris** entlas. weibl. Kr. beschliesst, dass auch die aus Bicêtre entlas. männl. Reconvalescenten unterstützt werden.

1857 **Feuer** in der alten Irrenanst. zu **Avignon**, Frankr., während Alles umher und die untersten Stockwerke seit 31. Mai überschwemmt waren. Im Trockenraum entstanden.

1876 Eröffn. der Prov.-Irrenanst. in **Marburg**, Hessen, unt. Dir. Dr. Cramer. Neubau in Pavillonform für 1,616,985 M. Klinik, 16 Acres. 250 Kr.

1884 **Mordversuch** auf Dr. Orange, Dir. der Anst. für irre Verbrecher zu **Broadmoor** bei London; durch einen seiner Kranken mit einem in ein Taschentuch gewickelten Steine am Kopfe verwundet. Er genas scheinbar, kränkelte aber von da an und nahm deshalb am 31. Mai 1886 seinen Abschied.

7. 1814 * Dr. K. Ferd. **Kern** zu Eisenach. 1839 dort Taubstummenlehrer. Studirte zu Leipzig 1847 Medicin u. schuf eine

Pension für Taubstumme u. Blöde, zu Gohlis 1854 eine Anst. für Idiote. Dir. u. Gründer der Idiotenanst. zu Möckern bei Leipzig 1859 im eigenen mit grossen Gärten versehenen Grundstücke († 10. Dec. 1868).

1815 Emanation des **Act** „regulating mad-houses in **Scotland**" (55 Ge. III c. 69).

1817 Patent König Frederic VI, wonach das mit dem Glückstädter Zuchthause verbundene Irrenhaus getrennt u. eine Irrenanst. für die Herzogthümer bei **Schleswig** gebaut werden soll.

1824 * Dr. B. von **Gudden** zu Cleve. Prof. Dir. der Irrenanst. bei München seit 1872; vorher 1855 Dir. in Werneck, 1869 Prof. u. Dir. in Zürich († 13. Juni 1886).

1866 † Dr. Charles H. **Stedman,** Dir. des Boston Lunatic Hospital, Amer. (* 17. Juni 1805).

8\. 1822 * Dr. H. **Meckel** von Hemsbach zu Bern, Prof. in Berlin († 30. Jan. 1856).

1870 **Beschluss** des Grossen Rathes in **Luzern,** Schweiz, zur Errichtung einer kantonalen Irrenanst. (St. Urban).

1878 Gründ. des **Hilfsvereines** für arme Irre im Canton **Baselstadt** durch die „Gemeinnützige Gesellschaft" auf Antrag des Prof. Wille.

1880 † Dr. **Danis,** seit 1851 Arzt am Asyle de St. Nicolas, Meurthe et Moselle, Frankr. 65 J. alt.

1883 † Dr. J. B. **Petit,** dir. Arzt der Irrenabth. zu St. Jacques bei Nantes, Frankr. (* 19. Apr. 1824).

9\. 1783 * Dr. Benj. **Brodie,** Prof., Präs. der Royal Society „Psychological Inquiries" († 30. Oct. 1862).

1828 Eröffn. der Irrenanst. zu **Perth,** Schottl., für 80 Kr.

1829 † Dr. Albr. Math. **Vering** zu Liesborn, Westph., Psych. Schriftsteller (* 27. Nov. 1773).

1839 Grundsteinlegung der Heil- u. Pflegeanst. **Illenau,** Baden.

1861 Eröffn. des Erziehungshauses „Zum guten Hirten" für 59 entwicklungsfähige schwach- u. blödsinnige Mädchen zu **Hasserode** bei Wernigerode; Einweihung am 10. Oct., gegründet durch Liebesgaben, vorzugsweise durch Bürgerm. Hertzer, unt. Vorsteherin Math. Ditterich. Oct. 1867 ein neues Gebäude bezogen unt. Vorsteher W. Schmidt.

1872 † Dr. Fr. v. **Dreer**, an Apopl. cer. zu Triest, Dir. der Irrenanst. daselbst, 60 J. alt.

1888 † Dr. T. Harrington **Tuke** an Lungenleiden. Leiter der Privatanst. „Manor House" zu Chiswick, Irland. Schwiegersohn Conolly's, aber nicht unbedingter Verehrer des „Conollyism". Sehr geachtet im Leben. Mitarbeiter d. J. of Ment. Sc. (* 13. Juni 1828 zu Bristol).

10\. 1305 Gründ. des „Maison de St. Esprit" zu **Upsala**, Schweden, für erkrankte u. sieche Wanderer, auch für Irre, durch die „Fraternitates".

1787 * Dr. Sam. B. **Woodward** zu Torrington, Connect., Dir. der Irrenanst. zu Worcester, Mass., Amer., († 3. Jan. 1850).

1882 Einweihung des Denkmals C. **Flemming**'s in der Heilanst. Sachsenberg, Meckl.

11\. 1744 * Dr. E. **Platner**, Prof. in Leipzig. Er lehrt die innige Verbindung der Psychol. mit der Medicin († 27. Dec. 1818).

1828 Dr. Ed. W. **Güntz** sieht in **Rom** im Ospedale S. Spirito einen männl. Irren mit der Kette um den Hals, fast nackt, an eine Säule des Hofcorridors angeschlossen unter dem Pontificat Leo XII.

1841 In der Irrenanst. zu **Neuruppin**, Brandbg., wird Dr. Wallis an die Spitze der Anstaltsleitung gestellt.

12\. 1776 * Dr. K. F. **Burdach**, zu Leipzig, Prof. in Königsberg. „Vom Bau und Leben des Gehirns. Leipzig 1819." († 16. Juli 1847.)

* Dr. G. H. **Bergmann** zu Erichshagen, früher an der Irrenanst. zu Celle, seit 1827 Dir. der Irrenanst. zu Hildesheim, Prov. Hann., 1855 emer. Psych. Schriftsteller. „Chorden der Hirnventrikel" († 29. Oct. 1861).

1845 **Antrag** in der Hessischen Kammer, eine Staatsanst. für heilbare Irre an der Landes**universität Giessen** zu errichten, durch Dr. Fr. Amelung, Dir. der Irrenanst. zu Hofheim, veranlasst.

1865 † Dr. G. **Noroy**, Dir. der Irrenanst. zu Montdevergues, Frankr. (* 25. Nov. 1801).

1886 Eröffn. der neuen Anst. für **criminelle** Irre in dem, unter dem Namen Ambrogiana bekannte u. v. Franz II v. Medici

1586 erbauten Schlosse bei **Montelupo**, $3^1/_2$ M. v. Florenz, mit einer Abth. für 52 zu beobachtende Untersuchungsgefangene u. mit einer Abth. für 200 irre Verbrecher. Daneben ein Lazareth mit 12 Betten. Im Bau eine Zellenabth. Terrain von 120 Acres mit Mauer umgeben zur landwirthschaftl. Arbeit. Dir. Strafanstaltsarzt Dr. Ponticelli, Irrenarzt Dr. Algeri.

13. 1665 * Dr. Ant. **Pacchioni**, zu Reggio, Ital., Prof. „Anatomie und Physiologie des Gehirns“ († 5. Nov. 1726).

1728 Gründ. der Irrenanst. für Männer zu **Warschau**, Polen. cf. 9. Mai.

1776 † Dr. Wilh. **Battie**, Prof., zu London. Bis 1764 Arzt des St. Luke's Hosp. u. Eigenthümer einer grossen Priv.-Irrenanst. „A treatise on madness. London 1758“ (* 1704 zu Modburg, Devonsh.).

1865 † Dr. H. H. **Southey** zu London, Prof., von 1815—27 Arzt des „Middlesex Hosp.“, von 1836 an Mitglied der „Commissioners in Lunacy“ (* 1783 zu Bristol).

1877 Beginn des Baues der Irrenpflegeanst. zu **Dalldorf** bei Berlin.

1881 **Feuer** in der Prov.-Irrenanst. **Nietleben** bei Halle, Prov. Sachsen. Ein Blöder hatte auf dem Dachboden die Strohverpackung eines Reservoirs angezündet, „um seine schmerzenden Beine zu verbrennen“. Bald gelöscht.

1886 † Dr. B. von **Gudden**, Prof. der Psychiat. u. Dir. der Irrenanst. zu München, den Opfertod bei einem Rettungsversuch des seiner Behandlung anvertrauten Königs Ludwig II von Bayern, im Staremberger See (* 7. Juni 1824).

1888 † Dr. F. W. **Hagen** zu Erlangen an Rectumcarcinom, Prof., seit 1849 Dir. d. Irrenanst. zu Irsee, seit 1859 zu Erlangen. 1886 50j. Doctorjubil., 1887 emeritirt. Psych. Schriftsteller (* 16. Juni 1814).

14. 1808 * Dr. J. J. A. **Rüppell** in Schleswig, Dir. der Prov.-Irrenanst. zu Schleswig († 30. Dec. 1879).

1841 Irren**gesetz** in **Genf**, Schweiz. „Arrêté du conseil d'état sur l'administration de la maison cantonale des aliénés.“

1879 † Dr. C. **Rosenkranz**, Prof. d. Philos. zu Königsberg. Er trug noch bis 1857 Psychiatrie vor (* 23. Apr. 1805).

15. 1797 † S. A. **Tissot** zu Lausanne, neuropathol. Schriftsteller (* 20. März 1728).

1852 † Dr. F. **Groos** zu Eberbach am Neckar, Dir. der Irrenanst. zu Heidelberg, Baden (* 23. Apr. 1768).

1868 Eröffn. der neuerbauten Irrenanst. zu **St. Luc**, Dép. Pyrénées, Frankr., unt. Dr. Anzouy. 830,000 M., 100 Acres, 650 Kr.

1880 Eröffn. der **Irrencolonie** bei der Prov.-Irrenanst. **Allenberg**, Ostpr., unter Dir. Dr. Jensen.

1882 Eröffn. des St. Josephhauses, Idiotenanst. zu **Gemünden** a. M., Bayern, mit 40 kathol. Zögl.

1886 **Feuer** in „**Aberdeen** Lunatic Asylum", Schottl., Nachts in einem Schlafsale. Niemand verunglückt. 1 Kr. entfloh. Die Feuerwehr löschte mit Hülfe Dr. Reid's u. seiner Wärter.

16. 1814 * Dr. Fr. W. **Hagen** zu Dottenheim in **Mittelfranken**, Bayern, Prof. der Psych. a. d. Univ. Erlangen von 1860—1887. Promot. 1836 mit „die Sinnestäuschungen in Bezug auf Psychologie, Heilkunde u. Rechtspflege. 348 S." „Beiträge zur Anthropologie, Erlangen 1841". 1846 Ass. in Erlangen. 1849 Dir. in Irsee. „Der goldne Schnitt Lpz. 1857." 1859 Dir. in Erlangen. „Chorinsky eine gerichtl. psychol. Studie. Lpz. Erl. 1872" († 13. Juni 1888).

1873 † Dr. M. H. **Romberg**, Prof. in Berlin, Neuropatholog (* 1. Nov. 1795).

1885 Eröffn. des „Halloway Sanatorium" in St. Anne's Health, Stat. Virginia Water bei **Windsor**, Engl., durch den Prinzen von Wales, gegründet mit 300,000 Lstr. von dem Pillenfabrikanten und Philanthropen Thomas Halloway zur Aufnahme von heilbaren Irren der mittleren u. oberen Klasse unter billigen Bedingungen.

17. 1741 Eröffn. der Irrenanst. der Grafsch. Surrey, Engl., zu **Springfield**, 6 engl. M. von London b. Wandsworth, mit 97 Acres.

1805 * Dr. Charles H. **Stedman**, in Lancaster, **Mass.**, Dir. des „Boston Lunatic Hosp.", Amer. († 7. Juni 1866).

1859 Eröffn. des „Eastern County Asylum for Idiots and Imbeciles" zu **Esse Hall**, Colchester, Engl., unt. Sup. W. Millard, mit 99 Kr., jetzt 200.

1867 Eröffn. des „Surrey County Asylum" zu **Brookwood** bei Woking, Engl., unt. Dr. Th. N. Bruchfield; jetzt Dir. Dr. J. E. Barton.

1871 Eröffn. der **Idioten**anst. zu **Prag** durch den St. Anna-Frauenverein „Heil-, Erzieh- u. Pflege-Anst."

1887 Dr. **Deny** am Bicêtre zu Paris wird bei seiner Visite von Mariot, einem Kr. aus Corsika, mit einem Küchenmesser angefallen, das er ihm in den Unterleib stossen wollte. Verhindert. Der Kr. litt an Verfolgungswahn.

18. 1850 Veröffentlichung des **Belgischen Irrengesetzes.** „Sur le régime des aliénés". Giebt den Weg zur Errichtung der Anst. an. Recht der Regierung, sie zu schliessen u. zu controlliren. Die Ausgaben fallen den Communen anheim. **Verbrecherische** Irre sollen einer bestimmten Anst. überwiesen werden. Den 17. März 1855 Generalinspectoren eingesetzt.

19. 1858 † Dr. E. **Huschke** an Gehirnentzündung, Prof. in Jena, Deutschl. „Schädel, Hirn u. Seele des Menschen u. der Thiere 1854" (* 14. Dec. 1797).

20. 1787 * Dr. Cl. v. **Köstlin** zu Nürtingen, verdient um das Irrenwesen Württemberg's († 18. Aug. 1859).

1816 * Dr. Ant. **Berti** in Venedig, psych. Schriftsteller, Lehrer der psych. Klinik, Senator des Königr. († 24. März 1879).

1849 **Gesetz**liche Bestimmungen für die Geisteskr. in **Spanien.**

1859 Ministerial-**Verfügung** in **Preussen,** wonach unt. Priv.-Irrenanst. sowohl diejenigen zu verstehen seien, welche Unternehmungen eines Privatmannes sind, als auch die, zu deren Einrichtung grössere Communen, Associationen u. milde Stiftungen die Concession erhalten haben.

21. 1866 Eröffn. der Irrenanst. zu **Hildburghausen** für 400 Kr. unt. Dir. Dr. Liebmann mit 54 Kr. aus der alten Anst.

1869 Emanation der neuen **Gewerbeordnung** für den **norddeutschen** Bund, welche die Bedingungen feststellt, unter denen Priv.-Irrenanst. errichtet werden dürfen.

1881 † Dr. Ger. **Marchant,** ärztl. Dir. der Irrenanst. Braqueville, Frankr., wird am 18. Juni von einem kr. Officier mit Verfolgungswahn erschossen, der 20 Tage vorher in die Anst.

aufgenommen, den Revolver bei sich versteckt hatte (* 11. März 1813).

22. 1870 † Dr. George William **Lawrence** in Layer Breton Hall, emer. Dir. von „Cambridge County Asylum", 37 J. alt.

1886 † Dr. Alb. **Vorster** nach längerem Gehirnleiden, Dir. der Prov.-Irrenanst. „Bethesda" zu Lengerich i. Westph. (* 26. Febr. 1821).

23. 1819 Die Irrenanst. **St. Venant**, Dép. Pas-de-Calais, Frankr., wird zur Departemental-Irrenanst. bestimmt.

1840 **Rescript** der Minister des Innern u. der Polizei u. der Med.-Angeleg. in **Preussen** spricht aus, dass es nur als wünschenswerth betrachtet werden könne, wenn die Heilung von Krankheiten bezweckenden Anst. in die Hände von approbirten Aerzten kämen.

1851 Grundsteinlegung des neuen St. Joris-Hospitales (Irrenanst.) zu **Delft**, Holl.

1887 Zerstörung der Privatirrenanst. des Dr. Besser zu **Pützschen** bei Bonn durch **Feuer.** Es brach Nachmittags in der Küche aus; nachlässige, nicht erkennbare Löthung eines, dem Fett-Auslassen dienenden Kessels, Berstung desselben u. Kaminbrand bei heissem, von Ostwind begleiteten Wetter. Niemand v. d. 35 Kr. verunglückte. Wasser fehlte. Eine benachbarte Kirche u. mehrere Nachbarhäuser verbrannten.

24. 1535 (Sonntag nach Viti) Stiftung des neuen Hospitals **Hoffheim,** Hessen, durch Philipp, Landgr. von Hessen.

1797 Dr. J. G. **Langermann** in Jena vertheidigt seine Diss. „de methodo cognoscendi curandique animi morbos stabilienda".

1862 Eröffn. der Privatanst. zu **Ilten,** bei Hannover, unt. Dir. Dr. Wahrendorff.

1882 Eröffn. der Anst. für idiotische Taubstumme in **Wilhelmsdorf,** Württ., unt. Dir. J. Zieler.

25. 1812 Eröffn. der Irrenheil- u. Pflegeanst. zu **Zwiefalten,** Württ., unt. Dr. Schreiber.

1820 * Dr. L. **Binswanger,** Dir. u. Gründer der Priv.-Heilanst. Asyl Bellevue, Kreuzlingen, Schweiz († 5. Aug. 1880).

26. 1793 † Dr. K. Ph. **Moritz,** Prof. zu Berlin, Herausg. des „Magazin für Erfahrungsseelenkunde" (* 15. Sept. 1757).

1884 † Dr. J. J. **Moreau (de Tours)**, Chefarzt an der Salpêtrière zu Paris, Mitbegründer der „Soc. med.-psych.", Leiter der von Esquirol zu Ivry gegründ. Anst., zusammen mit O. Baillarger u. L. V. Marcé. „Psychol. pathologique" (* 1804 zu Montrésor).

27. 1802 * Dr. G. **Blumroeder** zu Nürnberg. „Ueber das Irresein oder anthropol. psychiatr. Grundsätze Lpz. 1836" († 23. Dec. 1853).

1864 Eröff. des „Departamento en el Hospital Civil" zu **Palma**, Prov. Baleares, Span., für 60 Kr. (32 M., 28 Fr.) aus der Provinz.

Eröffn. des „Departamento en el Hospital de Agados" zu **Cordoba**, Prov. Cordoba, Span., für 48 (27 M., 21 Fr.).

Eröffn. des „Departamento en el Hosp. de Sta. Catalina" zu **Gerona**, Prov. Gerona, Span., Prov.-Anst. für 53 (31 M., 22 Fr.).

Eröffn. des „Departamento en el Hos. provincial" zu **Oviedo**, Prov. Oviedo, Span., Prov.-Anst. für 44 (23 M., 21 Fr.).

Eröffn. des „Departamento en el Hospital provincial" zu **Soria**, Prov. Soria, Span., Prov.-Anst. für 5 (3 M., 2 Fr.).

Eröffn. der „Casa provincial de Beneficencia" zu **Teruel**, Prov. Teruel, Span., Prov.-Anst. für 90 (46 M., 44 Fr.).

1882 Eröffn. von „Boreatton Park Asylum" **Shropshire**, Engl., für 28 Kr., unt. O. Sankey; fr. „Sandywell Park Asylum".

1886 † Dr. Fr. **Meyer**, Dir. u. Gründer der Priv.-Irrenanst. zu Eitorf, Rheinpr., welche er 1879 auflöste. Er war einer der ersten Assist. Max Jacobi's in Siegb. (* 4. Aug. 1803).

28. 1792 Beschluss der Quäker, bei **York**, Engl., eine Irrenanst. zu bauen für 30 Kr.

1839 In **Winnenthal**, Württ., steht um Mitternacht der Betsaal, Altar u. Orgel in **Flammen**, muthmasslich von einem Kranken angelegt. Gelöscht in 1 Stunde.

1875 Im Königr. **Preussen** werden von nun an die Directoren der Irrenanst. vom Provinzialausschuss ernannt u. haben Rechte u. Pflichten eines mittelbaren Staatsbeamten.

1876 Eröffn. der Prov.-Irrenheil- u. Pflegeanst. „Rittergut **Altscherbitz**," Prov. Sachsen, unt. Dir. Dr. M. Koeppe, vorzugsweise der Landwirthschaft gewidmet. 300 **Hectar**, 800,000 M. für den Bau in Pavillons, für 600 **Kr.**

29. 1880 † Dr. Franc. **Corbetta**, an chron. Bronch. u. Intestinitis, Dir. der Priv.-Irrenanst. Dufour in Mailand, Mitbegründer der „Soc. frenat. Ital. u. di patroc. dei pazzi della prov. di Milano.“ (73 J. alt).

30. 1838 Veröffentlichung des **Französischen Irrengesetzes** mit Ordonanz vom 18. Dec. 1839, worin die Vorzüge der Dir. u. d. ärztl. Dienstes hervorgehoben werden. Zusatz v. 27. März 1880.

1841 Die Anst. zu **Bordeaux**, Frankr., fr. Quarantaine, wird durch Anstellung eines Dir., Barroux, nur Irrenanst. für 300 kr. Frauen. Klinisch benutzt. Eine neue Anst. projectirt.

1852 Eröffn. von „Warwick County Lunatic Asylum“ zu **Hatton** bei Warwick, Engl., unt. Dir. Dr. Parsey, für 200 Kr., mit 60,000 L., 52 Acres. 200 Yards entfernt, 1870 Neubau hinzugefügt. Jetzt 680 Kr. mit separatem Gebäude für Idioten unt. Dr. Sankey.

1876 Eröffn. von „Northampton, County Lunatic Asylum“ **Berry Wood** bei Northampton, North., Engl., unt. Dir. Dr. George Millson, für 170,000 L., 200 Acres u. mit 540 Betten. 1886 unt. Dir. Dr. Rich. Greene 688 Kr.

1879 Eröffn. der St. Josephs-Anst. für Blödsinnige u. Cretinen zu **Herthen**, Amt Lörrach, Baden, unt. Pf. Rolfus mit 198 Pfleg. u. 10 barmherz. Schwestern.

1882 Es **brannte** der Dachstuhl der Irrenanst. zu **Ueckermünde**, Prov. Pom., ab.

1887 In der Anstalt zu **Bunzlau** warf ein irrer **Verbrecher** dem nahen u. nichts ahnenden Wärter einen faustgrossen Stein an den Kopf u. brachte eine schwere Schädeldepression des linken Schläfenbeines bei. Sofort halbseitige Lähmung schwand bald u. nach Monaten auch die anderen Beschwerden. — Am 15. Sept. 1887 warf ein zum Zuchthause verurtheilter Irrer dem Wärter einen Stein an den Kopf. Kurze Zeit Bewusstlosigkeit mit Fleischwunde am Scheitel. Von da ab schwere Symptome u. noch nach $^1/_2$ J. schwere Krankheit u. Dienstunfähigkeit.

Juli.

1. 1801 Eröffn. von „Devon County Asylum“ bei **Exeter**, Devonshire and Cornwallis, Engl., für 800 Kr.

1811 Eröffn. der Pflege- u. Siechenanst. zu **Frankenthal**, bayr. Pfalz, mit Abth. für 212 Blödsinnige u. 112 **Epileptische.**

1814 Eröffn. der Irrenanst. zu **Norfolk**, Engl.

1823 Eröffn. von „County Asylum“ bei **Gloucester**, Engl., unt. Dr. Poynder, f. 120 Betten mit 42,856 Pfd. Sterl. 3stöckig. Die alte Anst. hat 40 Acres, die neue 150. Jene hat jetzt 550, diese ist für 450 Kr.

1824 Dr. med. et phil. G. M. **Martini** wird zum Dir. der in den prächtigen Klosterräumen zu errichtenden Prov.-Irrenheilanst. f. Schlesien, zu Leubus designirt. Letztere eröffnet 1830.

1827 Eröffn. des Asyles **Limoux**, Dép. Aude, Frankr., durch die Schwestern St. Joseph de Cluny, für 600 Kr. 126 Acres.

Eröffn. des „Murray Royal Asylum“ bei **Perth**, Schottl., durch Vermächtniss 1813 von James Murray, gegründet f. 30 priv. Kr. unt. Dr. W. Malcolm. 32,000 L., 48 Acres. Jetzt 100 Kr. unt. Dir. Dr. Urquhart.

1828 Eröffn. der ersten Irrenanst. auf der Insel Cuba zu **Havanna** unt. dem Generalgouverneur Don Dion Vives für Männer. Die Frauen auf einer Abth. des nahen Krankenhauses.

Eröffn. von „Western State Lunatic Asylum“ bei **Staunton**, Virg., Amer., 1845 143 Kr. unt. Dr. J. F. T. Stribling. Jetzt unt. Dr. S. Hamilton, für 580 Kr. 3stöckig, 230 Acres.

1835 Eröffn. d. neuerbaut. Irrenheilanst. zu **Marsberg**, Westph., unt. Dir. Dr. W. Ruër. Im Anschluss an die Pflegeanst. 124 Mrg. (cf. 1. Juli, 26. Juli, 12. Sept., 14. Nov., 5. Dec., 27. Dec.).

1840 Eröffn. der Dép.-Irrenanst. zu **Limoges**, Dép. Marne, Frankr.

1841 Eröffn. der öffentl. Irrenheil- u. Pflegeanst. **Lappvik** bei

Helsingfors in Finnland, unt. Dir. Dr. Leonhard **Fahlander.** Erweitert 1. Juli 1877 unt. Dir. Dr. Th. Laelan.

Eröffn. der Prillwitz'schen Priv.-Heil- u. Pflegeanst. zu **Charlottenburg** bei Berlin, durch Prof. Ernst Horn veranlasst. Aufgelöst nach dem Tode der 2. Besitzerin am 1. April 1888 nach 47j. Wirksamkeit.

1842 Eröffn. der Irrenanst. zu **Zütphen,** Holl., 1857—58 fast neu aufgebaut am Rande der Stadt in Linienform f. 200 Kr., unt. Dr. N. Ramaer.

1843 „**Ann. méd. psychol.,** J. de l'Anatomie, de la Physiologie et de la Pathologie du Système nerveux, destiné particulièrement à recueillir tous les documents relatifs à la science des rapports du physique et du moral, à la pathologie mentale, à la médicine légale des aliénés et à la clinique des Nevroses; par Dr. **Baillarger, Cerise** et **Longet.** Paris. Jährl. 6 Hefte.

1844 „Journal of **Insanity**" in America, hersg. von Dr. Am. **Brigham.**

1849 Eröffn. des „**Hall Borough** Lunatic Asylum", Engl., mit 74 Kr.

1850 Eröffn. der Anst. für „irre **Verbrecher**" zu **Dundrum** bei Dublin, Irl., für 120 Kr. (80 M., 40 Fr.).

1853 Eröffn. des „State Insane Hospital" in **Stockton,** Calif., Amer., mit 85,000 L. 107 Acres, für 11 Kr., ursprüngl. auch für andere Kranke. Jetzt Dir. Dr. G. A. **Shurtleff.**

1854 „**Correspondenzblatt** der deutschen Gesellschaft f. Psych. u. gerichtl. Psychol." Hersg. von deren Vorstand: Bergmann, Mansfeld, Erlenmeyer, Eulenberg. Red. v. A. A. **Erlenmeyer.** Fortg. bis 1877.

1856 Eröffn. der Irrenanst. in **St. Lizier,** Dép. Ariège, Frankr., in einem erzbischöfl. Palaste.

1857 Eröffn. der Privatanst. zu **Bendorf,** Rheinpr., durch Dir. Dr. Brosius. 240,000 M., 62 Acres, für 25 Kr.

1858 Eröffn. der neuen Irrenanst. **Braqueville,** Dép. Haut-Garonne, Frankr. bei Toulouse.

Eröffn. der reorganisirten Irrenanst. zu **Lübeck** unt. Dr. B. G. Eschenburg, Hausarzt seit 1838.

1860 † Dr. G. H. von **Schubert** in Laufzorn b. München, Prof., Naturphilos. „Geschichte der Seele. 1830." (* 26. Apr. 1780).

1861 Eröffn. des „Alabama Insane Hospital" bei **Tuskaloosa**, Alabama, Amer., mit 320 Acres Land für 60,000 L. 3stöckig für 320 Kr. unt. Dir. Dr. T. Bryce. Jetzt 700 Kr. Für Farbige 2 besondere Gebäude.

1865 Eröffn. der Hilfsstrafanst. zu **Bruchsal**, Baden, zur Aufnahme von Sträflingen mit körperl. u. geistig. Gebrechen unt. Dr. Gutsch.

1867 „**Vierteljahrsschrift für Psychiatrie** in ihren Beziehungen zur Morphologie u. Pathologie des Central-Nervensystems, der physiolog. Psychologie, Statistik u. gerichtl. Medicin." Hersg. von Prof. Max **Leidesdorf** u. Th. **Meynert** in Wien.

„Quaterly J. of **Psychological Medicine** and Medical Jurisprudence." Hersg. von Dr. William A. **Hammond**.

1869 Eröffn. der Irrenanst. zu **Kasan**, Russl., Neubau für 200 Kr. unt. Dir. Prof. Dr. Frese. Sehr erweitert 1886 unt. Dir. Dr. W. Bechterew.

1870 Eröffn. der öffentl. Irrenheilanst. des Canton Zürich, **Burghölzli** bei Zürich, Schweiz, unt. Dir. Dr. B. Gudden. Erben des „Spinnerkönigs" Kunz, eines reichen Fabrikbesitzers, stifteten dazu ein Legat von 400,000 Frcs. Baukosten 1,600,000 M. 70 Acres für 260 Kr.

Eröffn. von „Central Lunatic Asylum" zu **Richmond**, Virg., Amer., unt. Dir. Dr. Dav. F. May für 405 Kr. 50 Acres. Alte Gebäude. Neue Gebäude projectirt zu Petersburg, 22 engl. M. von Richmond.

1872 In **Illinois**, Amer., tritt das **Gesetz** in Kraft, wonach jeder **Trunksüchtige** unter Curatel gestellt wird.

1873 Eröffn. der Irrenanst. zu **Olbersdorf**, Oesterr. Schlesien, unt. Dr. Friedreich.

Gründ. des **Hilfsvereines** für arme Irre im Canton **Luzern**, Schweiz.

1874 Wiedereröffn. der Priv.-Irrenanst. **Lindenhof** bei Dresden durch Dir. Dr. Wolff. Später Dr. Jäckel. Jetzt Dr. Günther.

1876 Eröffn. der Prov.-Irrenanst. zu **Grafenberg**, Rheinpr., unt.

Dir. Dr. K. Pelman. Pavillons. 22,21 ha, Bau- u. Grunderwerb 2,270,373 **M.** u. Inventar 157,789 **M.**, f. 300 **Kr.** Jetzt 500 **Kr.**

Eröffn. der **Idiotenanst.** zu **Vaucluse** bei Paris mit einer Ferme unt. einem ärztl. Chef, von der Irrenanst. durch den Fluss Orge getrennt.

1877 Eröffn. des „State Asylum for the Insane" bei **Columbus,** Ohio, Amer., unt. Dir. Dr. H. C. Rutter für 875 **Kr.**, 3 u. 4stöckig. 300 Acres. 7,200,000 **M.**

1879 Eröffn. der Irrenanst. bei **Lund,** Schweden, unt. Dir. Dr. Oedman. Neubau für 350 **Kr.**, mit 57 Tonnen Land.

1880 Dr. G. M. **Beard** regt in Cleveland, Ohio, bei einer Conferenz zur Bildung einer „National association for the protection of the insane" an.

„Archive de **Neurologie.** Revue des maladies nerveuses et mentales, publiée sous la direction de J. M. **Charcot.** Réd. en chef: **Bourneville.** 8°. Paris." Viertelj.

1881 † Dr. R. H. **Lotze,** Prof. in Berlin, Verf. von „Med. Psychologie od. Phys. der Seele. 1851." (* 21. Mai 1817.)

1882 „Giornale di **Neuropatologia.** Redatte dai dottori R. ed Antonio **Vizioli.** Napoli."

Eröffn. des „Nevada State Insane Asylum" bei **Reno,** Nevada, Amer., unt. Dir. Dr. Simeon Bishop für 180 **Kr.** 3stöckig, 305 Acres, 240,000 **M.**

Eröffn. der Irrenaufnahmeanst. in **Wasa,** Finnland, Russl., mit 20 Plätzen neben dem Prov.-Lazarethe.

Eröffn. der **Anstalts-Meierei** der Irrenanst. zu **Bernburg,** Dessau, unt. Dir. Dr. M. Fränkel für 40 **Kr.**

1883 In **Havanna** schiesst ein Irrer, der von 2 Aerzten für geisteskrank erklärt wurde, aus Rache auf den einen u. verwundete auch noch dessen Vater.

Gewerbeordnung in **Preussen** enthält in den §§ 30, 49, 53, 147 die Bedingungen zu Concessionen von Privatanst. für Psych. Kranke.

1884 Eröffn. des Neubaues des „Callan Park Asylum" zu **Sydney,** New-South-Wales, f. 766 **Kr.** mit 100 Acres, 30 Gebäuden, 170 Einzelzimmern. 285.539 L. Kosten. Dir. Dr. Blaxland.

Neubegründung des **Hilfsvereines** für entlass. Kr. in **Eichberg**, Nassau, nachdem der in Nassau 1829 zuerst in Deutschland begründete Verein zur Unterbringung u. Beaufsichtigung entlass. Sträflinge u. Irrer 1842 zum letzten Male erfreuliche Resultate veröffentlicht hatte.

Gründung eines **Hilfsvereines** für Geisteskr. im Reg.-Bez. **Düsseldorf.**

1887 Eröffn. der Schleswig-Holstein'schen Trinkerheilanst. „Pensionsanst. Salem", Station **Rickling** bei Neumünster, Holstein, mit 5 ha. Land f. 25 Pfleglinge durch den „Schleswig-Holstein'schen Landesverein für innere Mission", für 30,000 M. unt. Hausvater E. Wetters. Landwirthschaftl. Betrieb.

1888 Eröffn. des neuerbauten Sanatorium für Nerven- und Gemüthskr. in **Ilmenau** in Thür. unt. Dir. Dr. Hassenstein.

2. 1834 Eröffn. der Irrenheilanst. zu **Greifswald**, Pomm., in einem alten Lazarethgebäude durch Dir. Dr. Berndt. 64 Plätze. Früher Landkrankenhaus.

Eröffn. der psychiatr. **Klinik** zu **Greifswald**, Pomm., durch Prof. Dr. **Berndt.**

1859 Eröffn. der Priv.-**Idioten**anst. zu **Möckern** b. Leipzig durch Dir. Dr. Ferd. Kern für 50 Kinder mit 63 Mrg. Terrain. In Leipzig gegründet 1847, nach Gohlis verlegt 1854, u. in Möckern 1859 in eigenes Besitzthum übergesiedelt.

1880 † Dr. P. H. **Belloc**, seit 1849 Dir. der Irrenanst. zu Alencon, zurückgetreten 1871 (77 J. alt).

1883 † Dr. B. H. **Everts** zu Arnheim, bis 1874 Dir. d. Irrenanst. zu Meerenberg, Holl. (* 1810).

Es **brannte** die mit Irren u. Siechen überfüllte Irrenanst. zu **Harrisburg**, Pensylv., vollständig nieder. 2 Pfleglinge wurden beschädigt.

3. 1840 Durch einen Parlamentsact wird das Vermächtniss des Mr. James **Crichton** von 100,000 L. zur Gründ. des „Crichton Royal Institution" bei **Dumfries**, Schottl., für Irre und Geistes-Invalide der höheren u. mittleren Klassen bestätigt. Kosten des Baues 90,000 L., 180 Acres. Für 230 private u. 250 arme Kr.

1847 † Dr. Et. **Pariset**, Chefarzt der Salpêtrière zu Paris (* 5. Aug. 1770).

1855 Eröffn. des neugebauten „Earlswood Asylum for Idiots" zu **Earlswood**, Surrey, Engl., bei Red Hill, durch Prinz Albert, für 300 Kr., 3stöckig, 200 Acres. Jetzt 600 Kr. unt. Dir. Dr. Ch. W. Cobbold.

1872 † Dr. L. **Fougères** an Herzleiden, Dir. der Irrenanst. zu Limoges, später zu Dijon (52 J. alt).

1877 † Dr. A. B. J. **D'Hooghe**, Dir. der Irrenanst. „St. Dominique" zu Bruges, Belg. (* 18. Juli 1828).

1886 Eröffn. der Anst. für **Epileptische** zu **Potsdam** unt. der Gegenwart des Kronprinzen und der Kronprinzessin des deutschen Reichs. Neubau zunächst für 40 arbeitsfähige, erwachsene Kr. Grundsteinlegung eines Gebäudes für die Verwaltung, für eine Erziehungsanst. für 40 Kinder und 12 Pensionäre. Durch einen Verein gegründet.

4\. 1768 * Dr. K. A. von **Eschenmayer** zu Neuenburg, Württ., Prof. der Philos. u. Med. in Tübingen. Er war einer der ersten, die Vorlesungen über Psychiatrie hielten († 17. Nov. 1852).

1878 Irren**gesetz** in **Oesterreich**. Zusatz zum Art. 8 des Ministerialrescriptes v. 14. Mai 1871, die Aufnahme in Privatanst. betreffend.

1885 Eröffn. d. „Albany-National-Memorial-Hospital" zu **Bloomsburg**, Queen's square, für Paralytische und Epileptische, durch Prinz u. Prinzessin von Wales. Erbaut zum Andenken an den Herzog von Albany.

5\. 1814 * Dr. David **Skae** zu Edinburgh, Prof., Dir. der Irrenanst. Morningside († 18. Apr. 1873).

1858 Eröffn. der neuen Irrenanst. bei **Muret**, Dép. Haut-Garonne, Frankr., unt. Dir. Dr. Ger. Marchant.

1875 **Gesetz** in **Preussen**. „Ueber die Vormundschaft."

6\. 1646 * Dr. G. W. von **Leibnitz** zu Leipzig, Philosoph (nach Haeser am 5., nach Anderen am 3. Juli) († 14. Nov. 1716).

1815 * Dr. L. P. **Gratiolet** zu Paris, Prof. „Leuret et Gr., Anatomie comparée du syst. nerv. 1839—57." († 16. Febr. 1865).

1867 Das „**Illenauer Wochenblatt**" erscheint für Angehörige der Kranken, für die Entlassenen, für verwandte Anst. zur Aufklärung über das Leben in Illenau, durch populäre Aufsätze zur Beseitigung der Vorurtheile und für Berichte über die Kr. Erscheint noch.

Constituirende Versammlung des psychiatr. **Vereines** der **Rheinprov.** unt. Dir. Dr. W. Nasse u. Dr. Fr. Richarz.

7\. 1832 **Erlass** des Ministers von Altenstein in **Preussen**, worin er dem Oberpräsidenten von Schoen dringend ans Herz legt, die von den Preuss. Provinzialständen geplante Einrichtung von Prov.-Irrenanst. in Verbindung mit den Landarmenanst. in Tapiau u. Graudenz durchaus zu verhindern, weil diese längst als verwerflich erkannte Verbindung mit den Ansprüchen der Humanität u. der Wissenschaft in Widerspruch stehe.

1880 Eröffn. der Idiotenanst. für bildungsfähige Kinder zu **Mosbach**, Baden (60 Kinder), unt. Decan Nüssle. 54,000 M. 3 Acres.

† Dr. Paul **Broca** zu Paris, Prof., Senator, 56 J. alt, bekannt durch seine Forschungen in der Anatomie u. Physiologie des Gehirns.

1883 (a. St.) † Dr. Gr. **Brutzer** an Magenleiden, Dir. der städt. Irrenanst. Rothenberg bei Riga, Russl. (* 6. Aug. 1834).

8\. 1811 Eröffn. der Irrenanst. **Sonnenstein**, Kgr. Sachsen, unt. Dir. Dr. E. G. Pienitz. 204 Kr. aus dem Armen- u. Waisenhause in **Torgau** (errichtet 1730 u. abgetragen 1813), aus dem dortigen Armen- u. Zuchthause u. aus der Versorgungsanst. **Waldheim** (errichtet 1716), werden dorthin versetzt. Von 1856 an Umbau unt. Dir. Dr. Lessing. 20 Acres. 400 Kr.

9\. 1807 * Dr. Leonh. **Fahlander**, Prof., Dir. der Irrenanst. Lappvik, Finnland, Russl. († 24. Oct. 1870).

1878 Eröffn. von „West End Hospital for Diseases of the Nervous System, Paralysis and **Epilepsy**“, 78 Welbeck Street, **London**, W. Engl., unt. dem Patronat des Prinzen von Wales u. der Präsidentschaft des Herzogs von Buccleuch.

1881 Die Kammern in **Frankreich** bewilligen die Errichtung einer psychiatr. u. Nerven-**Klinik** f. d. Salpêtrière in **Paris**.

10. 1816 * Dr. Al. **Ecker** zu Freiburg, Prof., hervorragender Anthropologe. „Hirnwindungen. 1869." († 20. Mai 1887).

1826 Eröffn. des „Warneford Lunatic Asylum" zu **Headington Hill**, Headington, Oxon., Engl., unt. Dir. Dr. J. A. Ogle. Jetzt 84 Kr. (32 M., 52 Fr.) unt. Dir. Dr. J. B. Ward. Bestimmt vorzugsweise für die heilbaren armen Kr. von Oxfordshire.

1840 Anstellung des D. **Richard** als 1. Dir. der Irrenanst. zu **Stephansfeld**, Elsass.

1841 In **Rio de Janeiro**, Brasilien, erscheint durch Initiative des José Clémenti Pereira das **Decret** zur Erbauung eines Asyles. Eröffnet 1852 unt. dem Schutze des Kaisers Pédro II. für 300 Kr.

1848 † Dr. med. et theol. E. B. **Révolat**, Dir. der Irrenanst. zu Bordeaux. „Aperçu stat. et nosogr. de l'asile des aliénés de Bordeaux. 1846." (* 21. März 1768.)

1867 † Dr. **Charrière**, Dir. des Asyles zu Fains, Meuse, Frankr. (* 19. Jan. 1808).

1880 † Dr. **Fèvre** zu Pontorson, ehem. Chefarzt des asile de Dinan, 41 J. alt.

1885 Eröffn. der Privatidiotenanst. in **Breslau**, unt. Dir. von Frl. Anna Riess. Arzt Dr. Hübner. 110 Betten.

1887 Inauguration der Statue des Dr. Jos. **Guislain** zu Gand, Belg. Werk des Bildhauer Hambresin, angeregt durch Dr. Ingels u. Oudard.

11. 1814 Es passirte die „Private Mad-House-Bill", die von Mr. Rose am 5. Apr. eingereicht war, das Haus der Gemeinen in **England**. Sie bestimmt die periodische Visitation der Priv.-Irrenanst. durch die Magistrate.

1815 * Dr. **Ehrt**, Dir. der vereinigten Anst. zu Hubertusburg, Kgr. Sachsen († 25. Juli 1884).

1822 * Dr. A. **Erlenmeyer** zu Wiesbaden. Dir. u. Gründ. der Privatirrenanst. zu Bendorf. Psychiatrischer Schriftsteller († 9. Aug. 1878).

1825 Eröffn. des „Départements-Asyls **St. Yon**" bei Rouen, Dép. Seine-infér., Frankr., nach Plänen von Dr. Desportes und Esquirol, unt. Dr. Esquirol neu organisirt mit 300 Zellen, die von Dr. Morel auf 25 reducirt wurden. In der Stadt gelegen. 800 kr. Frauen. Reconstruirt von 1869—79. 4,800,000 Mk., 110 Acres, 1070 Kr.

1848 Eröffn. der Heilanst. für Gemüths- u. Nervenkr. zu **Bendorf**, Rheinpr., durch Dir. Dr. A. Erlenmeyer.

1859 † David **Richard** an Pleuresie, 1840 1. Dir. der Irrenanst. zu Stephansfeld, Elsass (* 1. Sept. 1806).

1862 Eröffn. der **Idiotenanst.** zu **Kiel** unt. Joh. Meyer. 58 Plätze.

1875 † Dr. med. et phil. G. M. **Martini** in Görlitz an Vagus-Paralyse nach einer schweren Verletzung des Oberschenkels durch Fall. Dir. der Irrenheilanst. Leubus i. Schles. von 1830—72. Psych. Schriftsteller (* 17. Dec. 1794).

12. 1813 * Dr. Claude **Bernard** zu St. Julien, Prof. „Nouvelle fonction du foie etc. 1853.“ „Leçons sur la physiol. et la pathol. du syst. nerv. 1858.“ († 10. Febr. 1878.)

1815 † Dr. Joseph **Daquin** (d'Aquin), Arzt des Hôtel Dieu zu Chambéry in Savoyen, Vorläufer Pinel's in der Irrenfürsorge. „La philosophie de la folie ou essai philosophique sur les personnes attaquées de folie. 1792.“ Mitglied d. Academie der Wissenschaften zu Lyon (* 1732).

1834 * Dr. En. **Bettini** in Bologna, Vice-Dir. der Prov.-Anst. in Ferrara († 10. Dec. 1885).

1859 Die Irrenabth. des Hospizes zu **Aix**, Provence, Frankr., wird selbständige Irrenanst., unt. ärztl. Dir. Dr. Pontier. Seitdem Neubau in Pavillons.

1886 Eröffn. der Familienpflege der Prov.-Irrenanst. zu **Bunzlau**, bei Bauern im Nachbardorfe Looswitz mit 8 M., unt. Dir. Dr. Sioli.

13. 1754 Eröffn. des Asyles zu **Florenz** auf der Via delle Jonnicelle mit allen Irren aus der Irrenstation des Hauptkrankenhauses di Sa. Maria Nuova, nachdem 1750 das erste Specialasyl für Irre von St. Dorothea, eröffnet 1645 von 2 Karmeliterbrüdern, Pater Leoni u. Pater Diciotto, auf der Via Ghibellina dorthin verlegt worden war (cf. 19. Mai).

1867 Eröffn. der **Idiotenanst.** zu **Schwerin**, Meckl., unt. Inspector J. Basedow. Neubau.

1885 Einweihung der Statue des Dr. Ph. **Pinel** auf dem Platze der Salpêtrière in Paris. Neben ihm reicht eine Kr., deren Ketten zerbrochen, ihm Blumen. Ein Werk L. Durand's.

1887 † Dorothea **Dix** zu Trenton bei New-York, hervorragend verdient um die Verbesserung der Irrenpflege in Nordamerika (* 1805 zu Boston, Mass.).

14. 1736 Es wurde in **Norwegen** befohlen, in allen Hospitälern (für alte Leute) 1—2 Zimmer zur Aufnahme armer Irren einzurichten.

1801 * Dr. Joh. **Müller** in Coblenz, Prof. der Physiologie in Berlin († 28. Apr. 1859).

1825 Eröffn. des „**Armagh** District Asylum", Irl., für 160 Kr. 32 Acres, für 16,000 L. Jetzt 300 Kr.

1860 Eröffn. von „Wisconsin State Hospital for the Insane", 7 engl. M. v. **Madison**, Wisc., Amer., unt. Dir. Dr. McDill, für 450 Kr. 403 Acres.

1888 † Dr. Julius **Budge** in Greifswald, Prof. d. Anat. u. Phys. Neuropathol. Schriftsteller (* 6. Sept. 1811).

In der Anst. f. **Epileptische** in **Bielefeld brennt** früh eine der Stationen gänzl. ab. Kr. gerettet. Ursache nicht ermittelt.

15. 1849 † Dr. Th. **Hémey** an der Cholera, Arzt der Salpêtrière in Paris (* . . . .).

1857 **Feuer** in „New-York State Asylum" zu **Utika**, Amer., 4 Tage später auch in Scheunen u. Ställen. 2 Kr. entwichen. Angelegt durch einen Kr., William Speirs, aus Rache.

1867 Eröffn. der öffentl. Irrenpflegeanst. für den Canton Zürich, Schweiz, in der adaptirten Benedictinerabtei **Rheinau**, f. 660 Kr., mit 25 Kr., unt. Dir. Dr. Wille. 280 Acres.

1870 Eröffn. der neuen österr. Landesirrenanst. zu **Klosterneuburg** bei Wien unt. Dr. Langwieser, f. 250 Kr.

1884 Eröffn. der Privatanst. zu **Danvers**, Mass., Amer., durch Dr. H. R. Stedman, früher Dir. des „Danvers Lunatic Hospital".

16. 1819 In **Frankreich** schreibt ein **Circular** des Ministeriums vor, dass Zellen im Souterrain von Irrenanst. verboten, Irre nicht mit Anderen in Spitälern u. Zuchthäusern zusam-

men seien. In den Zellen sind Fenster anzubringen und erstere zu dielen. Nahrungsmittel mehrmals am Tage zu geben. Mit Ochsenziemer oder Schlüsselbund oder von Hunden begleitet umherzugehen, ist verboten. Tägl. Besuch des Arztes nöthig. An Stelle der Ketten u. Halsbänder Camisol oder Zwangsweste. Die Wirkung des Gesetzes blieb eine geringe.

1826 Baron Pietro **Pisani**, Minister des Vicekönigs in Sicilien, ward auf seinen Wunsch Dir. des Königl. Irrenhauses in Palermo. Ein Neubau entsteht, in ihm wird die Behandl. eingeführt, wie sie jetzt üblich ist, der mechan. Zwang beseitigt u. nur im Nothfall ärztl. verordnet. Pisani leitete die Anst. bis zu seinem Tode an der Cholera 1836.

1847 † Dr. K. F. **Burdach** in Königsberg, Pr. „Vom Bau u. Leben des Gehirns. Lpz. 1819." (* 12. Juni 1776).

1861 Eröffn. der Irrenanst. zu **Malta** unt. d. Gouverneur William Reid nach dem Muster der Anst. zu Wakefield gebaut.

1863 Eröffn. der Prov.-Irrenanst. bei **Bunzlau**, Schles., unt. Dir. Dr. Keller für 300 Pflegl., durch Prov.-Landtag v. 1864 auf 400 erhöht, 1865 erreicht. 1873 500 Kr. 1886 600 Kr. Heil- u. Pflegeanst. Neubau mit 90 Acres. 1888 Familenpflege bei Bauern im Dorfe Looswitz u. ebenso Ankauf eines 1 Kil. entfernten Gutes mit 35 Kr.

17. 1837 Eröffn. der **Idioten**anst. zu **Wildberg**, Oberamt Nagold, Württ., der ersten in Deutschl., durch Pfarrer Haldenwang. 1847 Auflösung der Anst. 10 Zögl. siedelten nach d. Idiotenanst. in Mariaberg über.

1851 Eröffn. der Irrenanst. zu **Colney Hatch**, Engl., unt. Dr. Hood u. Dr. Davey für 2254 Kr. Kosten 342,366 Pfd. Sterl. 164 Acres. Mit 3 Etagen. An der Station Southgate bei London.

1874 Erster Entwurf zur Ausführung umfassender Verbesserungs- u. Erweiterungsbauten zu **Zwiefalten**, Württ., unt. Dir. Dr. Koch.

1886 † Dr. J. Al. **Eames** zu Cork, Res. Med. Sup. des „Donegal Lunatic Asylum" u. später des „Cork-Asylum", Präs.

der Med. Psych. Association, Docent d. Psych. zu Cork. Promovirte 1856 (* . . . .).

18. 1828 * Dr. Ad. B. Jaques **D'Hooghe** in Courtrai, Belg., Dir. des Hospice des aliénés St. Dominique zu Bruges († 3. Juli 1877).

1841 In **Brasilien** verordnet ein kaiserl. **Decret** die Gründ. des Hospizes Don Pedro II. zur Behandlung u. Heilung der Geisteskr. beiderlei Geschlechts im ganzen Reiche, ohne Unterschied des Vermögens, der Naturalität u. Religion für 330 Kr. Pflege durch den Orden St. Vincent-de-Paula.

1882 † Dr. Cl. Fr. **Michéa** zu Dijon, Arzt eines maison de santé in Paris. Psych. Schriftsteller. „Traité pratique, dogmatique et critique de l'hypochondrie etc. 1845" (v. d. Academie gekrönt). „Du delire des sensations 1846." (* 1815 zu Sourré.)

19. 1805 Selbstkreuzigung Math. **Lovat's** in Venedig, der sich ans Kreuz band u. angenagelt aus einem Fenster des 3. Stockes hängte, auf dem Haupte eine Dornenkrone. Von den Wunden im Spitale geheilt u. wegen seines religiösen Wahnsinns, oft an Nahrungsverweigerung leidend, nach San Servolo gebracht. † dort am 9. Apr. 1806 an phthisis, 47 J. alt. 3 J. vorher hatte er sich schon entmannt u. die Genitalien aus dem Fenster geworfen.

1849 Eröffn. der Priv.-Irrenanst. zu **Bonn,** Rheinpr., unt. Dir. Dr. C. R. Hertz. Neubau f. 72 Kr. 8 Pavillons, 12 Acres.

1885 † Dr. O. **Berger** zu Salzbrunn, an Apoplexie bei Nierenleiden, 1. Privatdocent f. Nervenheilkunde in Breslau, Neuropatholog. (* 20. Nov. 1844).

20. 1844 † Dr. John **Haslam** zu London. Psychiatr. Schriftsteller „Observations on insanity. 1798." (* 1764 in London).

1859 Eröffn. des „Torre lunática" zu **Lloret de Mar,** Prov. Gerona, Span., Privatanst. durch Dr. Francisco Campderà y Paris für 10 Kr. (9 M. 1 Fr.).

1866 Eröffn. der Anst. für 80 männl. **Idioten** u. **Epileptische** zu **Polsingen,** Bayern, Zweiganst. von Neuendettelsau. Diakonissenanst.

1883 Bildung der „California-Vereinigung für Pflege und Unterricht **schwachsinniger** Kinder" in **San Francisco**, Amer.

21\. 1881 † Dr. Henry **Clozel de Boyer** an Diphtheritis, Secretair des Archives de Neurologie in Paris. „Localisations cérébrales." „Études topograph. sur les lésions cortic. des hémisph. cérébr. 1879."

22\. 1718 * Dr. J. E. **Greding** zu Weimar, Arzt des Correctionshauses zu Waldheim, Sachsen. Psychiatr. Schriftsteller. († 27. Febr. 1775).

1810 * Dr. Ludw. **Tuerck** zu Wien, berühmter Neurolog u. Laryngolog († 25. Febr. 1868).

1852 **Réglement** de la soc. méd. psych., autorisée par arrété ministeriel zu **Paris**.

1859 † Dr. J. **Knabbe** an Masern, Dir. der Irrenanst. Marsberg, Westph. (* 15. Mai 1809).

1876 Bildung der „Società di patrocinio per i pazzi poveri provincia di **Milano**". Einer d. Gründer starb an einer Bauchwunde, die er von einem Kr. erhalten hatte.

1878 † Dr. A. L. **Foville** in Toulouse, von 1825 an Chefarzt von St. Yon in Rouen, von 1840 an von Charenton in Paris. „Traité complet de l'anatomie du syst. nerveux cérebro-spinal. 1844." (* 6. Aug. 1799).

1881 Eröffn. des Asyles **Catanzaro** in Girifalco, Ital., unt. Dir. Dr. Dario Maragliano mit 23 Kr. (16 M. 7 Fr.).

23\. 1842 **Decret** der Regierung in **Portugal**, auf Vorschlag des Dr. A. M. Ribeiro, in **Lissabon** eine Irrenanst. nach dem Muster der besten in Europa zu gründen. Nicht ausgeführt.

1846 Eröffn. von Asylum **Littlemore** b. Oxford, Oxfordshire, Engl., f. 200 Kr. mit 90,000 L. u. 50 Acres unt. Dir. Dr. W. Ley. Seit 1868 Dir. Dr. H. H. Sankey. Jetzt 484 Kr.

1872 † Dr. Joh. **Czermak**, fr. Dir. der Irrenanst. zu Brünn, seit 1869 Prof. der Psychiat. zu Graz (* 25. Nov. 1825).

1874 † Dr. Francis T. **Stribling**, Dir. des Western Lunatic Asylum, Virg., Amer. (* 20. Jan. 1810).

1879 In Art. 7 der **Gewerbeordnung** werden die Grundbedingungen angegeben, unter denen in **Deutschland** Privatanst. errichtet werden dürfen.

24. 1625 „Hohehausstiftung“ in **Wesel**, Rheinpr.. für geisteskranke Pflegl. u. Gebrechl.

1828 * Dr. J. A. **Bulard** zu Rouen, Dir. der Irrenanst. zu Bordeaux (starb 48 J. alt).

1885 † Dr. Ludw. **Schlager** in Bad Gastein, Prof., seit 1873 Dir. d. n. österr. Landesirrenanst. zu Wien. Psychiatr. Schriftsteller (* 19. Aug. 1828).

Feuer Nachts in der Idiotenanst. zu **Langenhagen** b. Hannover. Kinder gerettet. Ausgebrochen in der Garderobe des grossen Mädchenhauses mit 130 Personen. Ursache unbek. Dachstuhl u. beide hölzerne Treppen verbrannten.

25. 1820 * Dr. J. **Spielmann** zu Gabel in Böhmen.. „Diagnostik der Geisteskrankheiten. 1855.“ († 21. Oct. 1882).

1859 Eröffn. von „County Asylum **Haywards Heath**“, Sussex, Engl., mit 247 Acres unt. Dir. Dr. C. Lockhart Robertson. Neubau für 450 Kr., Kosten 78,932 L. Jetzt 900 Kr. unt. Dr. Williams.

1883 **Gesetz**, betreff. die Convention zwischen **Frankreich** u. der **Schweiz** üb. die gegenseitige Unterstütz. der armen Irren.

1884 † Dr. **Ehrt**, Dir. der vereinigten Pflegeanst. zu Hubertusburg, Sachsen (* 11. Juli 1815).

1887 Durch **Feuer** wird in der Anst. für Epileptische zu **Bielefeld** in dem Hause Bethsaida für 30 durch Landwirthschaft beschäftigte Epileptische, der Dachstuhl zerstört. Niemand verunglückt. Ein Probewärter war d. Thäter.

26. 1813 Flucht des 1. (provisor.) Dir. der Irrenanst. zu **Marsberg**, Westph., des Guardians Gabriel Kligge.

1821 Eröffn. der neuen Priv.-Irrenanst. zu **Bloomingdale**, N. Y., Amer., unt. Dr. Nielson für 200 Irre. 3 u. 4stöckig, 40 Acres, 4,000,000 M. Ursprüngl. 1771 für eine gewisse Zahl Irrer beschlossen, geöffnet erst Juli 1797. Grundstück des späteren Asyles. 1844 unt. Dr. Pliny Earle 200 Kr. 1883 unt. Dr. Ch. H. Nichols 250 Kr.

1868 † Dr. Ed. **Ducpétiaux**, Generalinsp. der Irrenanst. in Belgien (* 6. Juni 1804).

1873 Gründ. des **Hilfsvereines** für Geisteskr. der Prov. **Brandenburg** unt. Dir. Dr. Zinn.

27. 1813 Dr. W. **Ruër** zum 1. definit. Dir. der Prov.-Irrenanst. zu **Marsberg**, Westph., ernannt.

28. 1800 Erstes **Gesetz** über die Unterbringung **irrer Verbrecher** in **England** in Folge des Attentates Hadfield's auf König Georg III. „Act for the safe custody of insane persones charged with offences", „Insane offerder's bill" (39 et 40 Geo. III. c. 94).

1816 Eröffn. des „County Lunatic Asylum" zu Lancaster, Engl., für 160 Kr., mit 115 Acres. Jetzt 180 Kr., unt. Dr. Cassidy.

1859 Erneuerter Königl. **Befehl** in **Spanien**, dass der Beschluss vom 13. Nov. 1846 zur Errichtung einer Muster-Irrenanst. „Manicomio Modelo" durch eine Anst. bei Madrid ausgeführt werde.

1880 † Dr. E. **Peters**, Dir. u. Gründer der Priv.-Irrenanst. zu Kessenich bei Bonn, Rheinpr.

29. 1817 * Dr. W. **Griesinger** zu Stuttgart, Prof., 1866 dir. Arzt der Irrenabth. der Charité zu Berlin. Psychiatr. Schriftsteller. († 26. Oct. 1868.)

1860 † Dr. K. W. **Ideler** zu Kumloser, Prof., dir. Arzt d. Irrenabth. der Charité u. Dir. der psychiatr. Klinik zu Berlin. „Grundr. d. Seelenheilk. 1835—38." (* 25. Oct. 1795).

30. 1718 Eröffn. der alten Irrenanst. **St. Luke** bei London, auf der nördl. Seite von Upper Moorfields, Engl.

1751 Eröffn. der neuen Irrenanst. **St. Luke**, Engl., für arme u. private Kr. Von 1751—60 waren die Geheilten 59 u. ein Bruchtheil Proc. und von 1831—40 = $58^3/_4$ Proc. Von 1791—1800 waren die Heilungen um $11^1/_2$ Proc. geringer, als die von 1831—40.

1805 * Dr. Rud. **Wagner** zu Bayreuth, Prof. in Göttingen. „Neurolog. Untersuchungen 1853". „Vorstudien zu einer wissenschaftl. Morphol. u. Psych. d. menschl. Gehirns 1860." „Menschenschöpfung u. Seelensubstanz." († 13. Mai 1864.)

1806 * Dr. G. F. **Etoc-Demasy** zu Le Mans, Dir. der Irrenanst. des Dép. de la Sarthe. „De la stupidité etc. 1833." († . . . .)

1822 Eröffn. der Priv.-Irrenanst. zu **Vanves** bei Paris durch Dr. J. P. Falret, Vater, u. Dr. Fel. Voisin. 45 Acres für 100 Kr. Für jeden Kranken ein Wärter.

1849 Grundsteinlegung der Grafschafts-Irrenanst. zu **Wiltshire**, Engl., eröffnet 1851 unt. Dr. J. Thurnam.

1861 400j. Jubelfeier der Eröffn. der Irrenanst. zu **Utrecht**, Holl., 1461 ursprüngl. für „arme, elende u. tolle Menschen" gegründet, zunächst 6 Zellen, die sich bald bis 24 vermehrten. Durch Schroeder van der Kolk allmälig neu gestaltet. $2^1/_2$ Acres für 400 Kr. Klinik.

1876 Eröffn. der Prov.-Irrenanst. zu **Merzig**, Rheinpr., unt. Dir. Dr. Nötel, mit 33,60 ha. Bau- u. Grunderwerb 2,083,757 M., Inventar 137,956 M. für 200 Kr.

1877 Gründ. des Appenzellischen **Vereines** zur Unterstütz. armer Geisteskr. durch Pfarrer G. Lutz in Speichen, **Schweiz**.

1886 Der Wärter **Laboule** sucht einen Irren, der aus Charenton in **Paris** entwichen ist, findet ihn in seiner Familie und empfängt von ihm 2 Messerstiche.

31. 1784 * Dr. Samuel **Tuke**, Enkel des Gründers des „Friends Retreat" zu York, William Tuke, Vater von Dr. Hack Tuke, „active governor" 50 J. lang, von 1822—53 Schatzmeister, Verf. des Werkes über das retreat 1813 und Uebersetzer des Werkes Jacobi's 1821 († 14. Oct. 1857).

1809 * Dr. Thomas S. **Kirkbride** zu Morrisville, Penns., Amer., seit 1841 Dir. der Irrenanst. zu Philadelphia. „Remarks on the construction and arrangements etc. 1847." († 17. Dec. 1883).

1881 † Dr. H. **Engelken**, fr. Dir. der Privatanst. zu **Rockwinkel** bei Bremen. Opiumbehandlung (* 5. Mai 1807).

August.

1. 1536 **Edikt** Franz I. in **Frankreich**, wonach Trunkenheit bestraft und nicht zur Entschuldigung für Verbrechen dient.

1766 Gründ. einer Irrenanst. in **Kopenhagen**, Dänemark, durch die Stiftung eines französ. Katholiken, Claudi Rosset. Die Anst. wurde 1807 bei dem Bombardement d. Stadt durch die Engländer zerstört.

1786 Eröffn. des Klosters **Blankenburg**, Oldenburg, für Irre u.

Presshafte unter Herzog Peter in einem 1224 gegründeten Nonnenkloster, das in der Reformation aufgehoben wurde. 1632 Waisen- und Armenhaus. 1685 wurden die Hospitaliten zu Hofswürden im Budjadingerlande dahin verlegt. Jetzt nur Irrenpflegeanst. 1854 80 Kr. 1888 200 Kr.

1812 Eröffn. der Grafschafts-Irrenanst. bei **Bedford**, Engl., für 140 Kr. Ueber der Thüre steht: „Irrenhaus für die Grafschaft Bedford, eröffnet zur Aufnahme von verbrecherischen und armen Irren, gebaut unter den Statuten von 48 Geo. III. Cap. 96“.

1815 Eröffn. des „Bethlem Hospital“. Neubau für 198 Kr. in St. George Fields in **London**, wozu 1812 der Grundstein gelegt. 1838 erweitert. Das alte Bethlem unt. Heinrich III. von Simon Titz-Mary, einen Sheriff von London, als Priorei des Bethlem-Ordens gegründet, 1547 von Heinrich VIII. aufgehoben u. d. Stadt London mit ihren Revenüen zu einer Irrenanst. geschenkt, das erste Asyl in England. 1675 Neubau für 152 Irre in Morfields zugefügt, nach den Zeichn. der Tuillerien in Paris. 1734 unt. Georg II. zwei Flügel angefügt. 1814 niedergerissen und nach St. George Fields verlegt.

1820 Eröffn. der Grafschafts-Irrenanst. zu **Cornwall**, Engl.

1826 Eröffn. des „Richmond Asylum for Idiots and Lunatics“ zu **Dublin**, Irl., „Abth. des House of Industry“, für 70 Kr. 50 Acres. 1854 erweitert. Ende 1886 unt. Dir. Dr. Conolly Norman 1103 Kr.

1832 Eröffn. des „Dorset County Asylum“ bei **Dorchester**, Engl. Neubau 1864. 41,000 L., 73 Acres, 485 Kr.

1838 Eröffn. der Irrenanst. zu **Northampton**, Engl., für 250 Kr. unt. Dr. Pritchard mit 70 Acres. $2^1/_2$ engl. M. entfernt eine Farm v. 500 Acres. Ursprung ein Geschenk v. 17,000 L. durch † Earl Spencer. Jetzt 350 Kr.

1846 Eröffn. der Kreis-Irrenanst. zu **Erlangen**, Bayern, unt. Dir. Dr. A. Solbrig. Neubau für 300 Kr. Die Anst. in Schwabach wird aufgelöst, 41 Kr. siedelten unt. Assistenzarzt Dr. Hagen über, ebenso die Irren aus Nürnberg. 1867 erweitert. 1876 u. 80 neue Pflegeanst. eröffnet. **Raum** für 508 Kr.

1851 Eröffn. der im Terrain des Allg. Krankenh. neuerbauten Irrenanst. zu **Bremen** mit 60 Kr. unt. Dr. E. **Meyer.** 224,000 M. 13 Acres. Jetzt 150 Kr. unt. Dir. Dr. **Scholz.**

1854 Eröffn. der **Idiotenanst.** in **Riga** unt. Fr. Dir. Platz. 32 Acres für 35 Kinder.

1855 Eröffn. der n.-öst. Irrenanst. zu **Wien** für 400 Kr. unt. Dir. Dr. G. Riedel. Baukosten über 1 Mill. Gulden ohne Areal. Innere Einrichtung 200,000 G.

Eröffn. der neuerbauten Heil- u. Pflegeanst. f. **Epileptische** aus den gebildeten Ständen zu **Görlitz,** Schles., durch Dir. Dr. H. Reimer. Später für Psychisch-Kranke. Unt. Dir. Dr. Kahlbaum Terrain und Zahl der Häuser vermehrt, letztere im Ganzen 18. Ein Pädagogium 1883 hinzugefügt. 80 Kr.

1857 Eröffn. des Asyles **de la Teppe** zu Tain, Dép. Drôme, Frankr., für **Epileptische** durch Graf Larnage. 158 Kr. 24 Schwestern pflegen.

1858 Eröffn. d. „Northampton Lunatic Hospital“ b. **Northampton,** Mass., Amer. Neubau nach Plänen von Dr. Luther V. Bell für 250 Kr. Jetzt 488 Kr. mit 365 Acres Land. 70,000 L. Von 1864—86 Dr. Pliny Earle Director.

1859 Eröffn. des „Lunatic Hospital, **The Coppice,** County Nottingham, Notts“, Engl., unt. Dir. Dr. W. B. Tate für 110 Kr.

1866 Eröffn. des Asyles von **Évreux,** Frankr., mit einer Domäne von 58 ha. 1—4 stöckig, 1,800,000 M. für 877 Kr.

1868 † Dr. Ch. **Léger,** Arzt am Hôtel Dieu zu Paris, 53 J. alt. Früh. am Bicêtre u. zugleich Dir. d. Privatanst. Ivry (Seine).

1872 Eröffn. der städt. Irrenanst. **Lindenburg** bei Cöln mit 180 Betten unt. Dir. Dr. Cramer. 1854 als Privatanst. durch Lennartz gegründet, 1874 vergrössert. 845,000 M. für 180 Kr.

1876 Eröffn. der neuerbauten Irrenanst. zu **Kaufbeuren,** für die Kreise Schwaben u. Neuburg, Bayern, unt. Dir. Dr. Kiderle für 200 Kr. Irrsee wird Pflegeanst. für 180 Kr.

1878 Eröffn. des „Eastern Michigan Asylum“ bei **Pontiac**, Mich., Amer., unt. Dir. Dr. Henry M. Hurd mit 307 Acres u. 2,400,000 M. für 600 Kr.

Eröffn. des „Callan Park Asylum“ zu **Sydney**, New-South-Wales, für 150 Kr. unt. Dir. Dr. Blaxland. 4,710,780 M. Später für 766 Kr.

1880 Eröffn. des „Eastern N. C. Insane Asylum“ (colored insane) zu **Goldsboro**, North Carolina, Amer., unt. Dir. Dr. J. D. Roberts für 156 Kr.

Irren**gesetz** im Canton **Neuchâtel**, Schweiz. Ueber die Aufnahme der Kr. in Irrenanst. u. d. Ueberwachung derselb.

1881 Eröffn. der **Idioten**anst. Frida bei **Oerebro**, Schweden, für 15 Kinder.

1885 Eröffn. der Privatirrenanst. für unheilbare Geisteskr. unt. Dir. Greve bei **Schleswig** mit 34 Betten. Arzt Dr. Kirchhoff.

2. 1852 Eröffn. d. erweiterten, verbesserten, nunmehr selbständ. Irrenheil- u. Pflegeanst. in **Salzburg**, unt. dem schon am 20. Oct. 1848 zum Irrenarzte ernannten und dort wohnenden Dr. F. V. Zillner für 46 Kr. 1861 Verwaltung den Ständen übergeben. 1864 Raummangel u. Mitbenutzung des Siechenhauses (Leprosenhauses) des St. Johanneshospitales, des Krankenh. der barmherz. Schwestern zu Schornberg und Schwarzach (cf. 12. Febr. u. 30. April).

1870 Eröffn. des „Ipswich Borough Asylum“ bei **Ipswich**, Engl., unt. Dir. Dr. Ch. J. Long, 70 Acres 28,500 L. für 270 Kr.

1876 Eröffn. der Evangel. Blöden-Anst. zu Oberhoffen, Elsass.

3. 1846 Provisorische Errichtung der Erziehungsanst. für blödsinnige Kinder in **Hubertusburg**, Kgr. Sachsen, unt. Dr. C. J. Weigel. Definitive am 14. Jan. 1852.

1880 Eröffn. von „Nottingham Borough Asylum“ zu **Mapperley Hill**, Engl., unt. Dir. Dr. Evan Powell.

1882 50j. Doctorjubil. von Prof. Fr. von **Rinecker** in Würzburg, Dir. der psych. Klinik.

1887 Inaugr. einer Marmortafel im **Bicêtre** bei Paris für J. B. **Pussin**, einen früh. Kr. u. späteren Wärter u. Insp. d. Anst., den Pinel „seinen besten Mitarbeiter“ genannt hat.

4\. 1803 * Dr. Fr. **Meyer** zu Lübbecke b. Minden, 1827—33 Assist. Jacobi's, Dir. der Privatanst. zu Eitorf († 27. Juni 1886).

1816 Eröffn. des **St. Hans-Hospitals** bei Roskilde, städt. Irrenanst., 4 Meilen von Copenhagen, erweitert 1860—80. 3stöckig, für 2,640,000 M. mit 300 Kr. 1866 50j. Jubil.

1827 † Dr. J. Ch. **Hoffbauer,** Prof. in Halle. Psych. Schriftsteller. „Psychol. Untersuchungen über den Wahnsinn. 1807." (* 19. Mai 1766.)

4\. u. 8. 1845 An **act** for the Regulative of the Cure and Treatment of Lunacy in **England**. Lord Ashley's Bill.

5\. 1670 In **Paris** wird ein Irrer, Franz Sarrazin aus Caen, 22 J. alt, verbrannt, nachdem er in der Kirche Notre Dame allerlei Unfug begangen hatte.

1770 * Dr. E. **Pariset** zu Grands bei Neufchâteau (Vosges), Prof., seit 1814 Arzt am Bicêtre, seit 1826 ord., von 1833 bis 39 Chefarzt an der Salpêtrière († 3. Juli 1847).

1787 * Dr. K. J. A. **Mittermaier** zu München, Prof. in Heidelberg. Bekämpfer der Todesstrafe. Namhafter Schriftsteller († 28. Aug. 1867).

1842 Neues **Irrengesetz** in **England** (5. u. 6. Vict. c. 87).

1878 Beginn des **„Congrès international** de médecine mentale" zu **Paris** unt. Präs. d. Dr. O. Baillarger.

1880 † Dr. L. **Binswanger** an Herzleiden. Gründer u. Dir. d. Asyles Bellevue in Kreuzlingen, Schweiz, fr. dir. Arzt der Irrenanst. zu Münsterlingen (* 25. Juni 1820).

6\. 1799 * Dr. A. L. **Foville** zu Pontoise, Frankr., Chefarzt von Charenton († 22. Juli 1878).

1825 * Dr. Joh. **Gray** in Halfmoon, Penns., Prof., Dir. der Irrenanst. Utica, N. Y., Gründ. d. „Amer. J. of Insan". Förderer d. Asyles Auburn f. irre Verbrecher († 29. Nov. 1886).

1834 * Dr. Gr. **Brutzer** zu Riga, Dir. der Irrenanst. Rothenberg bei Riga († 7. Juli 1883).

1860 Act in **England** (23 et 24 Vict. c. 75). Neue Vorschriften für **verbrecherische** Irre.

1880 † Dr. W. W. **Williams** zu Cheltenham, von 1845—63 Dir. des Asylum von Gloucestershire, emer. in Folge Verwundung seiner Hand durch einen Kr. 1863 (* April 1815).

1886 † Victor **Oudart** nach kurzer Krankheit, Generaldir. der Irrenanst. in Belgien seit 1879 (* 2. Febr. 1815).

7\. 1635 † Friedr. von **Spee** in Trier, Deutschl. In seiner „Cautio criminalis s. Liber de processu contra sagas" bekämpfte er nachdrücklich den Hexenwahn und wies nach, dass man es mit Melancholischen, Wahnsinnigen und Hysterischen zu thun habe (* 1591 od. 95 in Kaiserswerth).

1852 Eröffn. des „Manicomio de Ntra. Sra. del Cármen" zu **Mérida**, Prov. Badajoz, Span., für 112 Kr. (84 M. 28 Fr.) aus der Prov.

1862 An Act to amend the **Law** relating to Lunatics in **England**.

1882 Beschluss des „**Appenzellischen** Vereins zur Unterstützung armer Geisteskranker", mit allen Mitteln auf Errichtung einer kantonalen Irrenanst. im Cant. Appenzell, Schweiz, hinzuwirken. Gesammelt (bis 1885) c. 60,000 Frcs.

1884 † Priester **Probst**, Gründer der Idiotenanst. zu Ecksberg (Bayern).

1888 In der Anst. zu **Hofheim**, Hessen, verletzte ein mit Graben beschäftigt. Irrer im Wuthanfalle einen Wächter schwer u. **tödtete** einen zu Hülfe eilenden anderen Kranken, nachdem er ihn zu Boden geworfen.

8\. 1768 * Dr. J. G. **Langermann** zu Maxen bei Dresden. 1805 Dir. der Irrenanst. in Bayreuth, 1810 Chef des Medicinalwesens und Reorganisator des Irrenwesens in Preussen († 5. Sept. 1832).

1845 **Gesetz** in **Irland** (8. u. 9. Vict. Cap. 107) über die Errichtung des ersten Asyles ausschliessl. für **criminal lunatics** bei **Dundrum**, südl. v. Dublin, errichtet u. 1850 bezogen, für 120 Kr. (80 M. 40 Fr.).

1850 Eröffn. der Irrenpflegeanst. zu **Dömitz**, Meckl. (Aufgelöst 1880.)

1857 † Freiherr L. F. von **Wiesenhütten**, verdient durch eine grosse Schenkung um die Gründ. der neuen Irrenanst. zu Frankfurt a. M. (* 8. Nov. 1786).

1877 Eröffn. der Priv.-Irrenheil- u. Pflegeanst. zu **Liebenburg**, Hann., unt. Dir. Dr. H. Fontheim mit 150 Betten für Pensionäre u. ständische Kranke.

1887 Grundstein zu der neuen Irrenanst. in **Florenz**, Ital., für 500,000 M.

9. 1755 * Dr. A. **Mueller** in Königshofen, Hofmedicus u. Arzt an der Irrenabth. am Juliushospitale zu Würzburg. Psych. Schriftsteller († 24. Dec. 1827).

1828 **Ordonnanz** des Polizei-Präfecten de Belleyme zu **Paris** betreffs der Irren.

1847 † Dr. Andrew **Combe** zu Georgie bei Edinburgh, 1823 Mitgründer des „Phrenological Journal", dessen Eigenthümer er bis 1837 blieb, 1827 Präs. der Phrenol. Soc. Verfasste zahlreiche phrenol. Schriften (* 27. Oct. 1797).

1852 Eröffn. der Irrenanst. zu **Bracebridge** bei Lincoln, Engl., unt. Dr. E. Palmer für 250 Kr.

1859 Eröffn. des „Rensselaer County Lunatic Asylum" zu **Troy**, New-York, Amer., für 130 Kr.

1873 Gründ. eines **Unterstützungs**fonds für Bedienstete der Kreisirrenanst. zu **München**, wozu zunächst die Ersparnisse an der etatsmässigen Position für das Pflegepersonal verwendet werden. Ausserdem Schenkungen u. Strafgelder.

1878 † Dr. A. **Erlenmeyer** an dilatatio cordis u. secund. morb. Bright., Dir. u. Gründer der Priv.-Irrenanst. zu Bendorf (* 11. Juli 1822).

10. 1858 Eröffn. d. „Vincent Institution (for the Insane)" zu **St. Louis**, Miss., Amer., für 200 Kr. mit 3 Acres u. einer 6 engl. M. entfernten Farm. Kathol. Institution.

11. 1791 * Dr. Th. Romeyn **Beck** zu Schenectady, Amer., Prof., Herausgeber des „Amer. J. of Ins." von 1850 an bis zu seinem Tode († 19. Nov. 1855).

1814 † Henry **Tuke**, Gehülfe seines Vaters William T. in der Schöpfung u. Leitung des retreat bei York (* 24. Jan. 1755).

1852 Eröffn. von „Asylum County and City Worcester", zu **Powick** bei Worcester, Engl. unt. Dir. Dr. R. Grahamsley, 350 Acres für 45,000 L. Jetzt 944 Kr. unt. Dr. Cooke.

1857 † Dr. Marshall **Hall** zu London an Carcinom des Oesophagus, hervorragender Nervenphysiolog u. Patholog (* 1790 in Nottinghamshire).

1875 **Gesetz** in **England**, um zu amendiren und zu vervollständigen den Act von 1873 über den obersten Gerichtshof „Person und Vermögen der Irren wird unter den obersten Gerichtshof gestellt".

12\. 1881 † Dr. L. **Deboutteville** zu Rouen, von 1830—62 Dir. d. Irrenanst. St. Yon (* 14. Febr. 1804).

1884 † Dr. V. B. **Burq** an Apoplexie zu Paris, Entdecker der „Metallotherapie", durch Charcot u. Schiff wissenschaftl. erklärt u. bestätigt. „Metallothérapie, nouveau traitement par les applications métalliques. Paris 1853" (* 1823).

13\. 1816 * Dr. J. **Guggenbühl** zu Meilen bei Zürich, seit 1840 Dir. u. Gründer der Idiotenanst. auf dem Abendberge in der Schweiz († 2. Febr. 1863).

1847 Eröffn. der Irrenanst. St. **Pirminsberg,** Schweiz, unt. Dir. Dr. Ellinger für 250 Kr.

1855 In **Blois**, Frankr., **brennt** ein Theil der Irrenanst. ab, muthmasslich durch einen Pensionär mit moral ins. veranlasst. Niemand verunglückt.

14\. 1791 * Dr. Fr. **Holst** in Holmestrand, Norw., Prof. Psychiatr. Schriftsteller († 4. Juni 1871).

1841 † Dr. J. F. **Herbart,** Prof. zu Göttingen. Anwend. der Mathem. auf Psychologie (* 4. Mai 1776).

1876 Grundsteinlegung der Prov.-Irrenheil- u. Pflegeanst. „Rittergut Alt-Scherbitz", Prov. Sachsen.

1883 Es **verbrannte** die Privatanst. **Southhall-Park,** Middlesex bei London, wobei Dir. Dr. Boyd, dessen Sohn und mehrere Kr. umkamen.

† Dr. Rob. **Boyd,** seit 1874 Dir. der Privatanst. Southhall Park, London, beim Brande seiner Anst. Psych. Schriftsteller. „Lectures on Medicine at the Charlotte Street School of Medecine." Früher resid. Arzt der Marylebone Infirmary, von 1847—68 am Somerset County Asylum (* 24. Nov. 1808).

1886 Dr. F. E. **Maeder** an Diab. mell Dir. des „Genesungshauses" zu Roda, Sachs.-Altenb (* 14. Dec. 1817).

15\. 1818 * Dr Pet Em. **Winge** zu Christiania, Norw , seit 1846 Arzt der Irrenanst. daselbst, von 1868 Docent der Psychiatrie. 1861 Reise in Deutschl.

1847 Eröffn. der neuerbauten u. reorganisirten Lippe'schen Irrenanst. zu **Brake** bei Lemgo unt. Dir. Dr. E. **Meyer**.

1861 Eröffn. des „Providance Lunatic Asylum" zu **Buffalo**, N.-Y., Amer., für 150 Kr.

1871 Eröffn. von „Hospital for the Insane" zu Fort **Stellacoom**, Wash. Territ., Amer., unt. Dir. Dr. W. Waughop, für 145 Kr.

1875 Eröffn. des **psychiatr. Kurses** für Studirende in der Heilanst. zu Leubus, Schles., durch Dir. Dr. Jung.

1883 Eröffn. der Idiotenanst. „Stephanie-Stiftung" in **Biedermannsdorf** bei Wien für 50 Zöglinge. Geschenk von Dr. von Drasche, der ausserdem 55,000 Fl. dazu gab.

1884 Eröffn. der Anst. für **epil.** Kinder durch die Congregation der Franziskanerinnen zu **Olpe**, Reg.-Bezirk Arnsberg, Westph.

16. 1790 In **Frankreich** empfiehlt Art. 3 des **Gesetzes** v. 16.—24. Aug. der Verwaltung „le soin d'obvier ou de remédier aux évènements fâcheux qui pourraient être occasionés par les insensés laissés en liberté." Mittel zur Abhilfe werden nicht angegeben.

1815 Eröffn. der Irrenanst. in der Abtei **Eberbach**, Nassau, mit 4 Irren aus dem Correctionshause unt. Dr. Penz in Eltville. Plan einer Staats-Irrenanst. 1803. Die Abteien Arnstein oder Schönau 1808 vom Herzog zur Verfügung gestellt, nicht geeignet gefunden. Eberbach 1812 dazu bestimmt. 1817 Lindpaitner zum Dir. der Straf- und Irrenanst. bestellt, 30 J. lang Dir. mit Hilfsarzt Basting. 1849 wird die neue Anst. Eichberg unt. Dir. Dr. Snell bezogen.

1826 * Dr. C. W. **Gehewe** in Rangen, Livl., früher Arzt an d. Irrenanst. Petersburg, von 1874 an Dir. zu Alexandershöhe bei Riga († 26. Nov. 1879).

1832 * Dr. Wilh. M. **Wundt** zu Neckarau in Baden, 1864 Prof. d. Phys. in Heidelberg, 1875 Prof. d. Philos. in Leipzig. „Grundzüge der physiol. Psychologie. Lpz. 1874. 1880." „Unters. zur Mechanik der Nerven und Nervencenten. Lpz. 1871. 1876."

1848 Eröffn. des „Genesungshauses" zu **Roda**, Sachs. Altenbg., unt. Dr. Richter u. F. E. Maeder f. 70 Irre, mit 78,923 Thlr. Baukosten u. 10,503 Thlr. Inventar. Anbau 1858 für 50 Irre mit 14,000 Thlr. Baukosten, 1868 für 76 Irre mit 26,513 Thlr. Areal 20 Mrg. In Verbindung damit, aber isolirt, ein Kreiskrankenhaus für 30 Kr. 1855 erhielt Dr. F. E. Maeder das Directorium.

1871 Es legt Théophile **Roussel** der Französischen Nationalversammlung einen **Gesetzentwurf** zur Unterdrückung der öffentl. Trunkenheit und der Fortschritte des **Alcoholismus** vor. Angenommen 1873.

1874 Eröffn. des „City Poor-House-Insane-Departement" zu **St. Louis**, Missouri, Amer., unt. Dir. William J. Beck, für 420 Kr.

1886 50j. Doctor-**Jubil.** des Prof. Dr. F. W. **Hagen**, Dir. der Kreisirrenanst. in Erlangen († 1888).

17\. 1780 * Dr. P. Vit. **Troxler** zu Bero-Münster (Cant. Luzern), Prof., verdient um die wissenschaftl. Begründung des Cretinismus († 6. März 1866).

1848 **Irren-Gesetz** in **Norwegen**, wonach die kleinen Irrenanst. reorganisirt werden. Aehnlich die Aufsicht wie in Schweden. Der dirig. Arzt entscheidet über Aufnahme u. Entlassung. Die Aerzte werden vom König ernannt. Kein Kranker bei Verbrechern einzusperren. Zwangsmittel zu registriren. Die Geisteskr. in ihren Familien oder bei Privatpersonen bedürfen der Anzeige.

1871 † Dr. G. E. V. **Schneevogt** zu Arnheim. Dr. seit 20. Juni 1838, Prof. der Neuropathologie in Amsterdam v. 17. Jan. 1851—62, dann Inspector der Irrenanst. in Holland (* 1814 in Haarlem).

1876 Eröffn. des „State Asylum for the Insane at Morristown" bei **Morristown**, New-Jers, Amer., unt. Dir. Dr. H. A. Buttolph für 800 Kr. mit 700 Acres und 10,000,000 M.

1880 † Dr. H. **Boettger** an Morphinismus, Dir. des Priv.-Asyls zu Carlsfeld, Prov. Sachsen.

1886 † Dr. Jos. **Lalor**, Dir des „Richmond District Lunatic Asylum" zu Dublin, nach 29j. Thätigkeit.

18. 1846 **Inauguration** der Bronce-Statue des Dr. Fr. E. **Fodéré**, Prof. in Strassburg, auf dem Marktplatze der Geburtsstadt St. Jean-de-Maurienne, Frankr.

1848 Gründungsacte der Irrenanst. zu **Préfargier**, Schweiz, durch Schenkung des Aug. de Meuron. Eröffnet Ende Dec. unt. Dir. Dr. Bovet-Wolff.

1859 † Dr. G. v. **Köstlin** in Stuttgart, Obermedic.-Rath. Verdient um das Irrenwesen Württembergs (* 20. Juni 1787).

19. 1808 † Dr. E. G. **Glawnig** zu Brieg, seit 1777 Arzt am Arbeitshause, errichtete die Irrenanst. daselbst (* 1749).

1828 * Dr. Ludw. **Schlager** zu St. Florian in Oberösterr., Prof., Dir. der österr. Landesirrenanst. zu Wien. Psych. Schriftsteller († 24. Juli 1885).

1878 Eröffn. der Prov.-Irrenanst. „Hospiz Marienthal" zu **Münster**, Westph., unt. Dir. Dr. Gerlach mit 224 Betten.

20. 1777 * Dr. E. G. **Pienitz** zu Radeberg, seit 1811 1. Dir. der Irrenanst. Sonnenstein, Kgr. Sachsen, von 1807—11 Arzt an der Armen- u. Strafanst. zu Torgau († 30. Mai 1853).

1853 An **Act** to amend an Act for the Regulation of the Cure and Treatment of Lunatics in **England**.

1854 † J. v. **Schelling** im Bade Ragacz, Prof. der Philosophie in Berlin (* 27. Jan. 1775).

1862 † Dr. N. H. **Julius** in Hamburg. Psychiatr. Schriftsteller (* 3. Oct. 1783).

1877 In **Frankreich** erscheint ein **Decret**, wonach eine psych. **Klinik** an der med. Facultät von Docenten oder Hospitalärzten gehalten werden soll, diese Lehrer am Examen Theil nehmen können und in ihren Disciplinen auch zu den Facultätssitzungen zugezogen werden.

1883 **Gesetz** in **Pennsylvania**, Amer., unt. Gouverneur R. E. Pattison über die Controlle der Irrenheil- u. Pflegeanst.

21. 1798 Erste Anregung einer Anst. für Irrsinnige der Prov. Westphalen durch den Criminalrichter Castringius in Altena bei König Friedr. Wilh. III.

1851 Eröffn. des „Derbyshire County Lunatic Asylum" zu **Mickleover** bei Derby, Engl., unt. Dr. Hitchman, für 280 Kr. Neubaukosten 98,000 Pfd. Sterl. Jetzt 468 Kr. 101 Acres.

1865 **Regulativ** üb. d. Aufnahme u. Entlassung der Pfleglinge in der Grossherzogl. Landes-Irrenanst. **Heppenheim** mit Abänder. v. 29. Mai 1877.

1874 † Dr. J. M. **Leupoldt** in Erlangen, ord. Prof. d. Psych. „Lehrbuch der Psychiatr. 1857.“ (* 11. Nov. 1794).

22\. 1828 † Dr. Joh. Jos. **Gall** auf seinem Landsitze Montrouge bei Paris, Begründer der Schädellehre (* 9. März 1758).

1864 Gründ. des **Vereines** der Irrenärzte der **Schweiz**, in der Irrenanst. Waldau bei Bern unt. Dr. J. H. Borrel aus Préfargier.

1865 † Dr. Robert **Wollaston** zu Neapel, Arzt am Coton Hill Asylum zu Stafford, Engl. (64 J. alt).

23\. 1836 Einrichtung v. kleinen Irrenabth. b. d. Prov.-Lazarethen **Finnlands**, Russl., wieder eingezogen 1881—82.

1859 Eröffn. des „Hospital de Nuestra Señora de Gracia“ zu **Zaragoza**, Prov. Zaragoza, Span., Prov.-Anst. für 398 Kr. (244 M. 154 Fr.).

1862 † Dr. K. F. von **Marcus**, Prof., dir. Arzt der Irrenabth. des Juliusspitales in Würzburg, Bayern. Von 1842 an Nachfolger Schoenlein's in der inneren Klinik. Psychiatr. Klinik von 1848 bis zu seinem Tode (* 2. Sept. 1802).

1882 Eröffn. d. Asyles Waldheim d. städt. Irrenanst. **Rothenberg** bei Riga, für 40 unheilbare Irre unt. Dir. Dr. Gr. Brutzer.

24\. 1774 * Dr. Ernst **Horn** in Braunschweig, Prof., dirig. Arzt der Irrenabth. der Charité in Berlin. Verdient um die Entwicklung des Irrenwesens († 27. Sept. 1848).

1779 * Dr. D. G. **Kieser** zu Harburg, Prof., Dir. d. Irrenanst. u. der psych. Klinik zu Jena. „Elemente d. Psychiatrik. Mit 11 Taf. 1855.“ († 11. Oct. 1862.)

25\. 1814 * Dr. Biag. **Miraglia** zu Cosenza, Prof., Dir. der Irrenanst. zu Aversa († 14. März 1885).

1829 Eröffn. von „County Asylum Chester“ zu **Chester**, Engl., unt. Dir. Dr. Hevelyn Jones.

1857 **Gesetz** in **Schottland** (20 u. 21 Vict. Cap. 71 u. 23 24 Vict. Cap. 5), wonach Irre, welche Verbrechen begangen, nicht nach dem Centralgefängnisse zu Perth vom 1. Jan. 1861 an geschickt werden dürfen, während Irrenabth.

von **Perth** für Sträflinge reservirt werden. 2stöckig. Eröffn. 1865 als „Lunatic Departement of H. M. Prison" in 2 Gebäuden mit 5 Acres für 88 Kr., unt. Dr. M. Naughton.

1870 Eröffn. des „Royal India Asylum" zu **Ealing**, W., London, Engl., unt. Dir. Dr. Thomas Beach Christie.

26. 1533 Stiftungs**urkunde** des Landgrafen Philipp des Grossmüthigen für die Landeshospitäler **Haina** u. **Merxhausen** für arme „Wahnsinnige u. Presshafte" im Reg.-Bez. Cassel, jenes f. 400 M., dieses f. 560 Fr.

1789 * Aug. de **Meuron**, Gründ. d. neugebauten Canton-Irrenanst. Préfargier, Schweiz, die er dem Canton schenkte († 1. Apr. 1852).

1815 * Dr. F. **Fischer** in Singen, Baden, Dir. der Irrenanst. in Pforzheim († 1. Juni 1881).

1878 † Dr. **Cabriniat** an einer Herzkrankheit, Dir. d. Irrenanst. zu Leyme, Frankr.

1879 † Dr. M. **Schasching**, dirig. Arzt der oberösterr. Landesirrenanst. Niedernhart bei Linz, 69 J. alt.

27. 1770 * Dr. G. W. Fr. **Hegel** in Stuttgart, Prof. der Philosophie in Berlin († 14. Nov. 1831).

1773 * Dr. J. Ch. **Roller** zu Pforzheim, der erste Irrenarzt in Baden, Irren- u. Siechenhaus-Physikus in Pforzheim († 16. März 1814).

1844 In **Schweden** ernennt der König ein Comité, dass sich über eine durchgreifende Reform des Irrenwesens äussern soll.

1872 Eröffn. des „Essex County Asylum for Insane" zu **Newark**, New-Jers., Amer., unt. John Leonard für 350 Kr.

Eröffn. von „South Yorkshire Pauper Asylum" zu **Wadsley** bei Sheffield, Engl., unt. Dir. Dr. Samuel Mitchell. 5,600,000 M., 2—4stöckig, 197 Acres für 1550 Kr.

1879 † Dr. Pietro **Renzi** in Vertosa, Ital. „Phisiologia del cervelletto e sistema nervose encephalico nei vertebrati." „Centri nervosi."

28. 1814 * Dr. **Landerer**, Dir. u. Gründ. der Priv.-Irrenanst. zu Göppingen, Württ. († 8. Febr. 1878).

1867 † Dr. K. J. A. **Mittermaier** in Heidelberg, Prof., verdient um die psychisch-gerichtl. Rechtspflege (* 5. Aug. 1787).

1887 † Dr. Fr. W. **Reissner** an Lungencarcinom zu Bern, von 1865—70 Dir. d. Landeshospitales Hofheim, später vortr. Rath im Minist. Psych. Schriftst. (* 19. Apr. 1834).

29.(?) 1879 Dr. **Vooburg**, Hilfsarzt in der Anst. MacLean, Mass., erhält von einem Kr. mehrere heftige Schläge mit einem Messer auf den Kopf, so dass man eine Fractur des Schädels befürchtete.

30. 1852 1. Sitz. der **Soc. méd.-psych.** in **Paris** unt. Dr. M. A. Ferrus nach ihrer Organisation.

1868 † Dr. **Rogan**, residirender Arzt des County Lun. Asyl., 41 J. alt.

31. 1747 In **Berlin** wird ein Haus in der Schützenstr. zu der daneben auf der Krausenstr. liegenden Irrenanst. hinzugekauft, doch musste es schon 1756 mit seinen Hintergebäuden wegen Baufälligkeit abgebrochen werden. Ein Garten daraus gemacht.

1812 Durch Ministerial-**Erlass** wird der Theil der Abtei **Eberbach** im Rheingau, Nassau, der vom Correctionshause frei war, zur Landesirrenanst. bestimmt für 50—60 Plätze und 7 Autenriethsche Pallisadenzimmer. Die erste Idee zur Gründ. einer eigenen Irrenanst. war schon 1803 hervorgetreten. Eröffnet 1815.

1886 † Dr. Th. A. **McBride** an Morb. Bright. auf dem Schiffe bei der Heimreise von Carlsbad. Leiche ins Meer versenkt. Gründer des „Amer. J. of Neur. and Psych.", das er 3 J. redigirte (* 1844 zu Sandusky, Ohio, Amer.).

September.

1. 1793 * Dr. L. Fr. **Bird** zu Wesel, Rheinpr., erster 2. Arzt der Irrenheilanst. Siegburg v. 1. Jan.—31. Aug. 1830. Psych. Schriftsteller († 29. März 1851).

1806 * David **Richard** zu Genf, Dir. der Irrenanst. Stephansfeld, Elsass († 11. Juli 1859).

1830 Eröffn. der Landirrenanst. zu **Hall**, Tyrol, unt. Dr. J. Tschallener (Dir. v. 2. Dec. 1834 an) in einem **Kloster** (cf. 1. Dec.).

1849 Eröffn. der Kreisirrenanst. **Irrsee**, Bayern, früher Benedictinerkloster, unt. Dir. Dr. F. W. Hagen für 80 Kr. 1876 Pflegeanst., als die neue Anst. Kaufbeuren eröffnet wurde. 1879 reorganisirt.

1852 Die Irrenanst. zu **Königsberg** i. Pr. als Theil d. Löbenichtschen Hospitals wird nach 63j. Wirksamkeit aufgehoben. 1789 an die Stelle der seit dem 16. Jahrh. unt. einem „Tollvater" stehenden Tollstuben getreten. 1816 reorgan.

Eröffn. der Prov.-Irrenanst. zu **Allenberg**, Ostpr., unt. Dir. Dr. Bernhardi mit 50 Kr. aus der Irrenabth. des Löbenicht'schen Hospitales zu Königsberg i. Pr. Neubau für 200 Kr. Anlagekosten 1,765,200 M. Bausystem: 6 Corridorgebäude, 2 Block- u. 2 Pavillon-Gebäude. 74 ha.

Eröffn. d. jütländ. Irrenheilanst. **Aarhuus**, Dänemark, unt. Dir. Dr. H. Selmer, Neubau mit 30 Tonnen Landes f. 130 Kr.

1855 Eröffn. des „State Asylum for the Insane", bei **Dayton**, Ohio, Amer., unt. Dir. Dr. H. A. Toby für 450 Kr., 189 Acres, 3 stöckig.

1862 Eröffn. der psychiatr. **Klinik** zu St. **Petersburg**, Russl., unt. Prof. Dr. Balinsky.

1866 Eröffn. der Priv.-Irrenanst. zu **Pützchen**, Rheinpr., in einem Kloster unt. Dir. Dr. Besser. Abgebrannt 1887, Neubau eröffnet 1888.

1877 25j. Jubil. der Irrenanst. zu **Allenberg** in Ostpr., unt. Dir. Dr. Jul. Jensen.

1879 Dr. J. **Coosk**, Arzt des Asyles Conandaiga, N. Y., wird durch einen seiner Kr. mit einem Messerstich getödtet.

1882 Eröffn. der Aufnahmestation (Irrenheilanst. für 20 Kr.) neben dem Prov.-Lazarethe zu **Wiborg**, Finnland.

Eröffn. der Aufnahmestation (Irrenheilanst. für 20 Kr.), neben dem Prov.-Lazarethe zu **Uleåborg**, Finnland.

1883 Eröffn. des Kurhauses für Nervenkr. zu **Pankow** bei Berlin, durch Dir. Dr. Gnauck mit 30 Betten.

2. 1784 * Dr. M. A. **Ferrus** zu Chateau Queyrac, Generalinspector

der Irrenanst. Frankr. seit 1835. Früher zu Bicêtre mit **klin.** Vorträgen. Nach seinen Plänen Ferme St. Anne († 23. März 1861).

1798 Die Irrenanst. in **Berlin,** Krausenstr. im Faber'schen Hause, **brannte** ab, nachdem sie seit 1728 dort gewesen war. Die Kr. kamen in die Charité, theils in das Arbeitshaus.

1802 * Dr. K. F. von **Marcus** zu Bamberg, Prof. Psychiatr. **Klinik** v. 1848 an in Würzburg († 23. Aug. 1862).

1859 Allgem. **Verfügung** in **Preussen,** betr. die Anträge auf Wahnsinnigkeits- oder Blödsinnigkeits-Erklärung.

1869 Eröffn. von „**Humberstone** Asylum" bei Leicester, Engl., unt. Dir. Dr. E. M. Finch.

1887 † Dr. Fr. **Ricco** zu Neapel, Dir. des Osped. della Pace, verdient um den Bau der Irrenanst. zu Nocera, drängte vergebl. zu einer Anst. für geisteskr. Verbrecher „manicomio carcere". Psych. Schriftsteller, besonders für klinische Psychiatrie.

3. 1783 Es verordnet Kaiser Joseph II. die Versorgung von Wahnsinnigen mit anderen Kranken, Gebärenden u. Findlingen im aufgehobenen Dominikanerkloster zu Brünn, Mähren, unt. Dr. Polzer als Hausarzt.

1849 † Dr. Freih. E. v. **Feuchtersleben** in Wien, Verf. d. „Diätetik der Seele" (* 29. Apr. 1806).

Dr. **Levillain,** Arzt der Irrenanst. zu **Cadillac** bei Bordeaux, Frankr., wird durch einen Kr. mit Verfolgungswahn während der Visite durch einen Stoss mit dem Dolch auf den Kopf niedergeschlagen. Er genas wieder.

4. 1882 † Dr. E. J. **Woillez** zu Paris, früh. Arzt an der Privatanst. zu Clermont. Psych., med. u. archäol. Schriftsteller (* 19. Jan. 1811).

5. 1816 * Dr. E. Ch. **Lasègue** zu Paris, Prof. u. Irrenarzt daselbst († 21. März 1884).

1820 **Rescript,** betreffend die Aufsicht über die Irrenanst. bei **Schleswig.**

1832 † Dr. J. G. **Langermann,** Chef des Medicinalwesens zu Berlin, hochverdient um die Reorganisation des deutschen Irrenwesens (* 8. Aug. 1768).

1885 † Dr. J. J. **Lunier** an einer Pneumonie zu Paris. Seit 1851 dir. Arzt der Irrenanst. zu Niort, seit 1854 zu Blois, seit 1864 Insp. gén. der Irrenanst. in Frankr., seit 1867 Red. der „Ann. méd. psych." (* 19. März 1822).

6. 1811 * Dr. Julius **Budge** in Wetzlar. 1847 Prof. extr. 1855 Prof. ord. in Bonn, 1856 Prof. d. Anat. u. Phys. in Greifswald. Entdeckte den Ursprung des N. sympath. im Rückenmark. „Untersuch. über das Nervensystem." († 14. Juli 1888.)

7. 1660 Es bestimmt das Parlament von **Paris**, dass alle der Behandlung bedürftigen Irren im Hôtel Dieu und die übrigen im Hôpital général aufgenommen werden sollen (mit Greisen, Vagabonden, u. Bestraften).

1839 † Dr. A. **Halliday** in Dumfries, Engl. Psych. Schriftsteller.

8. 1823 * Dr. Carlo **Livi** zu Prato, Prof., Dir. am Reggio d'Emilia, früher Siena, Ital. Gründer der „Rivista sperimentale di Freniatria di Medicin. Legale". († 4. Juni 1878.)

1836 Ein Königl. Befehl bestätigt das Decret der ausserordentl. Cortes in **Spanien**, dass die Irrenhäuser von anderen Hospitälern getrennt sein sollen. Acht Artikel enthalten die speciellen Bestimmungen. Unvollkommene Ausführung derselben.

1837 * Dr. J. St. **Jewell** zu Gatena, Illin., Amer., Prof., Gründer des „J. of Nervous and Mental Disease." († 18. Apr. 1887.)

1849 † Dr. Amariah **Brigham** an Dysenterie, die in der Anst. zu Utica epidemisch herrschte. Seit 1840 Dir. der Irrenanst. zu Hartford, 1842 Dir. der neuen Irrenanst. zu Utica, N. Y., Amer. Gründer des „J. of Insan". Psych. Schriftsteller (* 26. Dec. 1798).

1854 Grundstein gelegt zum „New York Asylum for Idiots" zu **Syracuse**, unt. Dr. H. B. Wilbur († Mai 1888). In gleicher Weise wie das Asyl zu Lincoln, Illin., unt. Dr. C. F. Wilbur, für 300 Kinder.

1872 Dem Dr. L. A. Ph. **Cerise**, Mitbegründer der „Ann. méd. psych. und Rev. méd.", wird in Aoste, Frankr., eine Statue aus Marmor errichtet.

1874 Eröffn. des „Burlington County Insane Asylum" zu **Pemberton,** New Jersey, Amer., unt. Steward Th. B. Gaskill, für 70 Kr.

9. (?) 1868 † Dr. **Blanchard,** Dir. des asile du Mans, Frankr., 64 J. alt.

10. 1863 † Dr. D. **Mansfeld,** Dir. der Irrenanst. in Braunschweig, seit 1840 Assistent u. seit 1856 Nachfolger des Dir. Dr. Franke. Förderte den Neubau der Anst. in Königslutter, errichtete 1824 eine Speiseanst. für bedürftige Reconvalescenten, 1826 das Taubstummeninstitut u. 1833 die Klinik in der Bewahranstalt (* 2. Mai 1797).

11. 1869 Eröffn. der niederbayr. Kreisirrenanst. zu **Deggendorf,** Bayern, unt. Dir. Dr. Ast, für 300 Kr. Die Anst. in **Passau** wird aufgelöst.

1872 Dr. Pablo **Cristobal** erhält bei seiner Visite in der Irrenanst. zu **Sarragossa,** Span., von einem Irren vermittelst einer Eisenstange 5 mehr oder weniger gefährliche Schläge über Kopf u. Hals.

1882 † Dr. Gaetano **Rinaldini** in Mailand, Dir. der dortigen Prov.-Irrenanst., 69 J. alt.

1883 In der Irrenanst. zu **Fains,** Frankr., wurde der Anstaltssecretair Basile Morel durch einen Stich in den Unterleib ermordet, als er mit einem Wärter einen entflohenen Geisteskr. wieder zurückholen wollte.

12. 1832 Grundsteinlegung der im Anschluss an alte Gebäude neuerbauten Irrenheilanst. in **Marsberg,** Westph., unt. Dir. Dr. Ruër.

1860 Erste Versammlung des **Vereines** der **deutschen** Irrenärzte in Eisenach.

1885 Einweihung der im Bau vollendeten Prov.-Irrenanst. „Rittergut **Altscherbitz**", Prov. Sachsen, u. Eröffn. d. Irren-Siechenhauses Wilhelm-Augustastiftung unt. Dir. Dr. Paetz.

13. 1793 * Dr. P. **Jessen** zu Flensburg, Prof. in Kiel, 1845 Gründer u. Dir. der Privatheilanst. Asyl Hornheim, Schlesw.-Holst. Von 1820—45 Dir. der öffentl. Irrenanst. in Schleswig († 29. Sept. 1875).

1868 Eröffn. d. **Idiotenanst.** f. Knaben zu **Eckerode,** Braunschw., durch Pastor Stutzer, durch freiwill. Beiträge gegründet.

1869 Eröffn. der **Idiotenanst.** zu Schloss **Glött**, Bayern.

14. 1788 Eröffn. der neuerbauten Irrenanst zu **Lübeck** mit 14 Irren. Haupthaus von 107 Fuss Länge für Ruhige u. 2 Flügel von 91 Fuss Länge für Unruhige. Kosten 37,149 Lübsche Mark.

1813 Rücksichtslose Vertreibung der 275 Irren aus der Heilanst. **Sonnenstein**, Kgr. Sachsen, durch den französisch. Major Pervant gegen alle Zusagen binnen 4 Stunden mit Zurückbehaltung der Vorräthe. Rückkehr im Hornung 1814 in die devastirten, theilweise zerstörten Gebäude.

1823 † Dr. J. Heinr. Gottfr. **Fricke**, seit 1803 Prof., von 1793 bis 1823 Arzt am St. Alexiushause, der Irrenanst. Braunschweig's, hervorragend durch humane u. med. Behandlung der Irren, wandte möglichst selten mech. Zwang an, behandelte sie nach ähnl. Grundstätzen wie jetzt (* 11. Nov. 1763).

15. 1757 * Dr. K. Ph. **Moritz** zu Hameln, Prof. in Berlin, Herausg. des „Magazin für Erfahrungsseelenkunde" (†26. Juni 1793).

1845 Eröffn. des „Temporary Lunatic Asylum" zu **Beauport**, Can., Amer.

1875 † Dr. G. B. **Duchenne** (de Boulogne) zu Paris, Schöpfer der neuen Electrodiagn. u. Electrother. (* 17. Sept. 1806).

1877 Eröffn. des „Private Pacific Asylum" zu **Stockton**, Calif., Amer., unt. Dir. Dr. Asa Clarc für 160 Kr.

1879 † Dr. J. B. **Ullersperger** zu München, psych. Schriftsteller (* 11. März 1798).

1888 Eröffn. d. neuen Irren**klinik** in **Würzburg** unt. Prof. Dr. Rieger.

16. 1845 Eröffn. von „Quebec Lunatic Asylum" zu **Quebec**, Canada, Brit. Prov., Amer., für 1200 Kr. Eigenthümer Dr. J. E. J. Landry u. Dr. F. E. Ray, 3 u. 4stöckig, 240 Acres.

1869 Gründ. der „**Société** phreniatrique belge" zu **Gand** in Belgien unt. Präs. Dr. Vermeulen.

1875 Gründ. eines Vereins der Irrenanstaltsdirectoren in **Deutschland** zum Austausch der Anstaltsberichte.

1882 Eröffn. der neuerbauten Landes-Irrenanst. zu **Pergine** bei Trient, Tyrol, unt. Dir. Dr. Starz für 250 Kr.

17. 1806 * Dr. G. B. D. **Duchenne** zu Boulogne. Ohne officielle Stellung. Electrodiagn. u. Electrother. († 15. Sept. 1875).

1809 * Dr. A. von **Solbrig** zu Ansbach, Prof., 1846 Dir. der Kreisirrenanst. zu Erlangen, 1859 zu München. „Verbrechen und Wahnsinn 1867". († 31. Mai 1872.)

1853 Eröffn. des „Hospital de Inocentes (vulgo Nuncio)" zu **Toledo,** Prov. Toledo, Span., Prov.-Anst. für 52 (33 M. 19 Fr.).

1855 † Dr. K. **Hohnbaum** zu Hildburghausen, psych. Schriftsteller (* 10. Jan. 1780).

18. 1783 † Dr. A. Ch. **Lorry** zu Bourbonne-les-Bains. „De melancholia et norbis melancholicis. 1765." (* 10. Oct. 1726.)

1862 Es **brannte** Schloss **Freyling,** Filiale der Irrenanst. in Linz, Oesterr., ab. Niemand verunglückte.

1878 † Dr. **Sobry,** Dir. der Irrenanst. St. Anne zu Courtrai, Belg. (* 1831 zu Sweveghem).

19. 1851 Eröffn. des „Wilts County Asylum" bei **Devizes,** Engl., für 57,525 L. u. 75 Acres, unt. Dir. Dr. Thurnam mit 167 Kr. Jetzt 628 Kr.

1854 † Dr. J. **Ennemoser** zu Egern b. Tegernsee. Prof. ord. in Bonn, Vertreter einer mystischen Richtung in Naturwissenschaften, namentl. des Mesmerismus, in zahlreichen Schriften (* 15. Nov. 1787).

20. 1777 Eröffn. des „York Lunatic Hospital" zu **Bootham** b. York für den nördl. Theil der Grafschaft, Engl., 3stöckig für 180 Kr. 1860 Neubau, 36 Acres.

1843 Irren**gesetz** im Canton Neuchâtel, **Schweiz.** Ergänzt durch ein Reglement v. 18 Aug. 1848 über die Aufnahmebedingungen in Préfargier.

1847 Erste Sitzung der **Section** f. Anthropologie u. Psychiatrie in der deutschen Naturforscher-Versammlung zu Aachen unt. Präs. Dr. C. **Flemming** mit 13 Irrenärzten.

1865 Eröffnung der **Gesellschaft** zur Förderung der Schwach- und Blödsinnigen-Bildung in Deutschland zu **Hannover** unt. Vorsitz des Dr. F. Kern.

1886 Die alte Irrenanst. zu **Courtrai,** Belg., mit 600 Irren **brannte** ab. Niemand kam um. In die nahen, neuen, noch nicht ganz fertigen Gebäude siedelten die Kr. über. Ursache unbekannt. Wasser fehlte.

21. 1811 Dr. J. C. **Heinroth** zum Prof. der Psychiat. a. d. Univ. Leipzig, Kgr. Sachsen, ernannt. Erster Prof. d. Psychiat. in Deutschland.

1867 Eröffn. der Landes-Irrenanst. zu **Niedernhart** bei Linz, Oester., unt. Dir. Dr. Knörlein. Neubau für 300 Kr. mit $^1/_2$ Mill. G. 1880 Colonie für 20 Kr. hinzugefügt. Das alte Gebäude wurde 1788 als Tollhaus eröffnet, mit Gebär- u. Findelanst. verbunden, seit 1834 selbständig. In der Speiseordnung im 3. Decennium des vorigen Jahrh. stand: „Für einen gewöhnl. Narren genügt zum Frühstück trocknes Brot".

1868 † Dr. G. E. A. **Droste** zu Osnabrück. Psychiat. Schriftsteller. Begeistert von Gheel (* 1796 zu Osnabrück).

1874 Eröffn. der **Societa freniatrica** zu Imola in **Italien.**

22. 1540 Ein angeblich vom Teufel besessener Irrer, Arzt des heil. Cyprianus, wurde auf dem Ribeira-Platze zu **Toledo** auf dem Scheiterhaufen langsam **verbrannt,** noch während 3stündigen Feuers durch Steinwürfe und Stöcke vom wüthenden Pöbel verwundet u. gemisshandelt.

1860 Cirkularerlass der Kgl. Staatsreg. und Ministerialverfügung v. 15. Sept. 1865 in **Preussen,** wonach jährl. eine Subvention zur Remunerirung von Hilfsärzten in den Prov.-Irrenanst. bewilligt wird.

1866 † Dr. Ph. H. **Damerow** a. d. Cholera, Prof., Dir. d. Prov.-Irrenanst. zu Halle, Prov. Sachsen (* 28. Dec. 1798).

23. 1728 † Dr. Chr. **Thomasius** zu Halle, Prof., Rector d. Univ., Kämpfer gegen Hexenprocesse und Tortur, führte bessere Methoden in der Behandlung d. Wissenschaften ein. „Vernünftige u. christliche, aber nicht scheinheilige Gedanken u. Erinnerungen über allerhand gemischte philosophische u. juristische Händel. Halle 1723—25. 3 Bde." (* 1. Jan. 1655.)

1811 Eröffn. der Irrenanst. zu **Brake** bei Lemgo, Lippe-Detmold, unt. Dr. Focke mit 320,000 M. $8^1/_2$ Acres für 125 Kr.

1853 Eröffn. von „Essex County Asylum" bei **Brentwood,** Engl., unt. Dir. Dr. D. C. Campbell († 1884). Für chronische Kr. ist $1^1/_2$ M. entfernt zu Leo Hall mit 100 Betten und ein anderes zu Mistling Brook für 40 M. u. 50 Fr., unt. gleicher Direction. Ein Arzt besucht sie täglich.

24. 1541 † Dr. Theoph. B. **Paracelsus** ab Hohenheim zu Salzburg, aus der alten schwäb. Adelsfamilie der Bombaste. Stadtarzt von Basel, als welcher er alte Werke des Avicenna auf dem Markte verbrannte u. sich der deutschen Sprache den Collegen gegenüber bediente. Er musste entweichen und führte nun ein Wanderleben, begleitet von vielen Schülern. 1540 nach Salzburg berufen, lebte er nur noch 1 J. Seine meisten Schriften sind ihm untergeschoben (* 17. Dec. 1493).

1858 Grundsteinlegung des **New-Yorker** Staatsasyls für **Trunksüchtige**, mit 250 Acres Land.

1873 † Dr. J. **Thurnam**, v. 1851—75 Dir. der Irrenanst. Devize, Engl. „Observ. and essays on the statist. of Insanity 1845.“ (* 28. Dec. 1810).

1887 † Dr. V. **Bigot** zu Orsay am Sumpffieber, fr. Dir. des Asyles von Bordeaux, von Bonneval, von Chalons u. zuletzt von Vaucluse, Seine (* 1827 zu Dinan).

25. 1859 In **Binghampton**, N. Y., Amer., wird der Grundstein zu einem Asyl für Trunksüchtige gelegt.

1872 Es **brannte** die Anst. zu **Newburgh**, Nordamer., mit 800 Irren gänzlich ab. Mehrere Wärter und Feuerwehrleute verloren das Leben. Viele Kr. liefen fort.

1882 Eröffn. des Neubaues der Irrenanst. zu **Lübeck** im Anschluss an die alte unt. Dr. B. G. Eschenburg.

1883 Eröffn. der Privatpflegeanst. f. weibl. Irre zu **Klappschau** bei Schleswig durch Asmus Berendsen. 40 Plätze.

26. 1883 In **Paris schiesst** J. Chabert im Verfolgungswahn zweimal einen Revolver auf Dr. J. Rochard in der Entfernung von 1 Meter ab.

27. 1835 Eröffn. des Rettungshauses für verwahrloste und blödsinnige Kinder zu **Schreiberhau**, Schlesien. 40 Morgen für 30 Kr.

1848 † Dr. E. **Horn** in Berlin, Prof., Dir. der Charitéheilanst. Er führte dort die Gleichberechtigung der Psychisch-Kr. mit anderen Kr. u. d. indirect-psychische Methode ein, war der erste Vertreter und Sachverständige der Psychiat. in der wissenschaftl. Deputation für das Medicinalwesen und **las** über psych. Krankh.

28.(?) 1882 † Dr. **Bécoulet**, ärztl. Dir. des Asyles zu Dôle, Frankr., las einen Brief, den ihm ein verfolgungssüchtiger Delirant brachte. Während dessen nahm dieser einen mit Glasscherben gefüllten Sack, schlug d. Arzt u. verletzte ihn schwer am Auge. Dann versuchte er sich den Hals abzuschneiden.

29. 1803 **Rescript** des Staatsrathes in **Preussen**, enthaltend die ersten bestimmteren Vorschriften und Feststellungen, wie bei Aufnahme der Wahn- und Blödsinnigen in Irrenanst. zu verfahren sei. In der Regel darf die Aufnahme nicht ohne gerichtl. Erkenntniss stattfinden. Die Cabinetsordre v. 5. Apr. 1804 gestattet eine vorläufige Aufnahme. Rescript des Justizministers v. 25. Nov. 1825 zur genauen Befolgung der Cabinetsordre v. 5. Apr. 1804 mit der Weisung in jedem **geeigneten** Falle ohne Unterschied der Person die Blödsinnigkeits-Erklärung stattfinden zu lassen. Erst das Circular-Rescript des Min. d. Geistl., Unterrichts- u. Medicinal-Angelegenh. u. des Innern u. der Polizei v. 16. Febr. 1839 unterscheidet das Verfahren gegen Gemüthskr, welche zu ihrer **Heilung** in eine öffentl. Irrenanst. aufgenommen sind. Für diese sei die sofortige Einleitung des Blödsinnigkeits-Verfahrens **nicht** nothwendig. Nach allerhöchster Cabinetsordre v. 8. März 1873 kann eine Aufnahme auf das Attest eines Arztes, statt bisher zweier, stattfinden.

1867 **Brand** im Männerzellenbau der Irrenanst. **Winnenthal**, Württ., um Mitternacht, wobei ein 24j. Melancholiker erstickte. Bei Entdeckung des Feuers Treppe in Flammen. Entstehung unbekannt.

1875 † Dr. Ph. **Jessen**, Prof., Dir. des Asyles Hornheim bei Kiel „Vers. e. wissensch. Begründ. d. Psych. 1855.“ (* 13. Sept. 1793).

1887 † Dr. Fr. Herm. **Lessing** in Dresden an Apoplexie, emer. Dir. der Heilanst. Sonnenstein, Sachsen, Grossneffe von G. E. Lessing, seit 1838 Assistent am Sonnenstein, seit 1851 Dir. daselbst (* 9. Mai 1811).

30. 1870 Eröffn. von „**Moulsford** Asylum“ bei Wallingford, County Berks, Engl., unt. Dir. Dr. R. B. Gilland. 50,000 L. Baukosten, später noch 51,000 L., 80 Acres, für 535 Kr.

1880 † Dr. E. **Salomon** an Haem. cerebr. u. nephr. chron. Dir. der Irrenanst. Lund, in Schweden (* 13. Mai 1831).

October.

1. 1806 Dienstantritt von Prof. Dr. E. **Horn** an der Irrenabth. der Charité i. Berlin.

1818 Eröffn. des „**Stafford** Lunatic Asylum“, Engl., für 120 Kr., Neubau. Terrain 12 Hect., 15 Acres. Erweitert 1825 u. 1883 für 900 Kr.

1820 Eröffn. der Irrenanst. zu **Schleswig**, Schlesw.-Holst., unt. Dir. Dr. Ph. Jessen nach Plänen von Esquirol. Bis dahin waren die Irren im Zuchthause zu Glücksburg. 1,470,000 M., 4 Acres. Jetzt 900 Kr.

Eröffn. des Asyles von **Bodmin**, County Cornwall, Engl., unt. Dir. Dr. Ducke. Neubau mit 18,700 Pfd. St. für 750 Betten. 20 Acres. Jetzt 750 Kr.

1835 In **Venedig** werden die geisteskr. Männer der Anst. auf der Insel San Servolo überlassen, die Frauen dem Bürgerspitale überwiesen. Ursprünglich Kloster, von 1725 an Militairspital unt. Fürsorge der Padri di San Giovanni di Dio wurden einzelne Irre dort verpflegt, bis 1797 500 Irre auf ihre Kosten. Die Unruhigen und Tobenden, des Staates kamen auf mastenlose Fahrzeuge „fuste“ in den Lagunen. Durch eine Stiftung des Ex-Dogen Manin wird 1804 San Servolo Centralanst. für die Irren Venedig's.

1840 Eröffn. des „Landeshospital“ zu **Blankenhain**, Weimar, für unheilb. Kr. des Geistes und Körpers. 1854 Uebersiedelung auf ein nahes, gräfl. Gleiche'sches Schloss mit 80 Betten, darunter 50 für Geisteskr. Jetzt als „Carl

Friedrichs-Hospital". 1861 Trennung der beiden Abth. 1871 138 Betten. 29. Sept. 1880 offic. Eröffn. der Neubauten für 250 Kr. unt. Dir. Dr. Kessler. 21 Acres, 225,000 M.

1842 Auflösung der Irrenanst. zu **Heidelberg**, Baden, u. Verlegung nach Illenau unt. Dir. Dr. Ch. Roller nach 16j. Wirksamkeit.

Eröffn. der Heil- u. Pflegeanst. zu **Illenau**, Baden, unt. Dir. Dr. Ch. Roller.

Eröffn. des **Hülfsvereines** für entlass. Geisteskr. des **Elsasses** durch Dir. Richard i. d. Irrenanst. Stephansfeld.

1844 Dr. M. J. E. **Guiaud** zu Marseille an. Aneur. cord., ärztl. Dir. der öffentl. Irrenanst. zu Marseille, Frankr., sowie einer Privatanst., Präsident der Soc. de méd. (* 10. März 1790).

1845 Eröffn. des Asyles **Hornheim** bei Kiel, Schlesw.-Holst., unt. Dir. Prof. Dr. Ph. Jessen. Neubau f. 30 Kr.

1847 Eröffn. von „Sandywell Park Asylum" **Shropshire**, Engl., Privatanst.; übersiedelte 1882 nach Boreatton Park, für 28 Kr. unt. Dr. O. Sankey.

1848 Eröffn. der ersten öffentl. Idiotenanst. für **Massachusetts**, nachdem die Legislatur 1846 eine Enquête veröffentlicht hatte.

1851 Eröffn. des „Pennsylvania State Lunatic Hospital" zu **Harrisburg**, Penns., Amer., unter Dir. Dr. Curwen für 400 Kr. 138 Acres, Blocks 4stöckig, 1,340,000 M.

1852 Die Irren von **Corsica** werden im Asyle d'Aix, Dép. Bouches du Rhône, Frankr., aufgenommen.

Eröffn. der Erziehungs- u. Pflegeanst. für idiotische und epileptische Kinder in **Schleswig** unt. Dr. Hansen errichtet. Eigenthümer und Vorstand Fr. L. Stender, 75 Betten (50 f. Kn., 25 f. M.).

1855 Eröffn. der Privatanst. zu **Canandaigua**, Utica, unt. Dr. George Cook.

Eröffn. des „Kings County Insane Asylum" zu **Flatbush**, Long Island, N. Y., Amer., unt. Dir. Dr. E. R. Chapin, für 600 Kr.. 3 u. 4stöckig. 20 Acres.

Eröffn. der Kreis-Irrenanst. zu **Werneck**, Bayern, unt. Dir. Dr. B. Gudden, für 120 Kr. Prachtvolles bischöfl. Schloss mit einem ummauerten Garten von 100 Mrg.

Eröffn. des **Gaustad** Asyl bei Christiania, Norw., unt. Dir. Dr. Ule Sandberg für 300 Kr. Vorher waren die Kr. in städt. u. priv. Asylen, meist frei umhergehend.

1857 Eröff. des „Hospice Guislain", 20 Min. von **Gand**, Belg., für 350 Kr., unt. Dr. J. Guislain, dann für 480 männl. Kr., incl. 75 Kinder, unt. Dr. Ingels. Nach dessen Tode 1886 Dr. Jul. Morel. Neubau für 1,200,000 M. 2stöckig. Ordenspflege.

Eröffn. der Priv.-Irrenanst. zu **Kowanowko**, Posen, unt. Dir. Dr. Zelasco für 40 Kr. Unterst. durch d. Provinz. 400 Mrg.

Eröffn. des „Munroe County Insane Asylum" bei **Rochester**, N. Y., Amer., für 250 Kr. 23 Acres, 3stöckig, pro Bett 160 L.

1861 Das „**Missouri** State Lunatic Asylum", Amer., wurde von den Rebellen ausgeplündert und **angezündet**.

1864 Eröffn. von „Earls Court House" zu **Brompton** bei London, Engl., unt. Dir. Dr. Gardiner Hill.

1865 Gründ. des **St. Gallischen Hülfsvereines** für genesene Geisteskr. unt. Dir. Dr. Zinn.

1867 † Dr. **Barrey**, Dir. der Irrenanst. zu Rodez, Frankr., 51 J. alt.

1871 Eröffn. der Irrenanst. „des Grossfürsten Thronfolgers" zu **Oudelnaja** bei St. Petersburg, Russl.. unt. Dir. Nikiforow für 220 Kr. Pavillonsystem. 60 Acres, 850,000 M.

1872 Eröffn. der Heilanst. **Königsfelden**, Canton Aargau, Schweiz, unt. Dir. Dr. Schaufelbuel. 36 Acres. Baukosten 1,900,000 Frcs., Mobiliar 200,000 Frcs., für 300 Kr.

1873 Eröffn. des „Passaic County Lunatic Asylum" zu **Paterson**, New-Jers., Amer., unt. Cornelius L. Petry., für 50 Kr.

1874 Eröffn. der Siechenanst. zu **Hub**, Baden, unt. Dir. Dr. Walther. 1879 Neubau für Geisteskr.

1875 Eröffn. der neuerbauten Idioten-Anst. für 12 weibl. Blöde in **Lemgo** für Lippe-Detmold u. Schaumburg durch einen Verein. 1. Oct. 1887 Eröffn. des Erweiterungsbaues für

40 weibl. Blöde, Neubau für 40 männl. Blöde, **dazwischen** die Wohnung für Inspector u. Wirthschaftsgebäude. **Arzt** Dr. Overbeck.

Schluss der Irrenanst. zu **Dessau** nach 60j. Wirksamkeit.

Schluss der alten Irrenanst. zu **Bernburg** nach 70j. Wirksamkeit und Verlegung der Kr. in die neuerbaute daselbst.

Eröffn. der „Landes-Heil- u. Pflege-Anst. für Geisteskr.", bei **Bernburg**, Dessau, unt. Dir. Dr. M. Fränkel.

Eröffn. der Prov.-Irrenanst. zu **Ueckermünde**, Pomm., unt. Dir. Dr. von Gellhorn. Neubau für 300 Kr. mit 26 ha. Baukosten 959,086 M. incl. 78,372 Inventar.

1876 Eröffn. der **Irrencolonie** der Irrenanst. **Sachsenberg**, Meckl., unt. Dir. Dr. W. Tigges.

Eröffn. von „Harlem Lodge" zu **Catonsville**, Maryland, Amer., unt. Dir. Dr. W. F. Stewart, für 40 Kr.

1877 Eröff. der öff. Anst. für **Epileptische** zu **Königswartha**, Kgr. Sachsen. Geschlossen 1882.

1879 Eröffn. der **Cretinenanst**. im „Zehenthof" bei **Bruck**, Steyermark.

Wiedereröffn. der Privatirrenanst. „Rudenzburg" zu **Wyl**, Canton St. Gallen, Schweiz, unt. Dr. Henne. Gegründet 1857 durch Dr. Ellinger.

Die **Deutsche Civilgesetz-Ordnung** tritt in Kraft, welche das Verfahren in Entmündigungssachen festgestellt.

1880 Eröffn. der Irren**heil**- u. **Pflege**anst. zu **Sachsenberg**, Meckl., unt. Dir. Dr. W. Tigges nach 50j. Wirksamkeit als Heilanst.

Aufhebung der Irrenpflegeanst. zu **Dömitz**, Meckl., nach 30j. Wirksamkeit.

1881 Eröffn. des Stiftes „Mariahilf" zu **Tilbeck** bei Havixbeck, Westph., für kathl. **Epileptische**, zunächst für Kinder, im Febr. 1885 auch für Erwachsene. Für 200 Kr. berechnet, aber erst theilweise eingerichtet, unt. Prof. Funcke in Münster.

1882 Eröffn. der Privatheilanst. „**Bergquell**" in Grünhof bei Stettin unt. Dir. Dr. W. Zenker, für priv. u. ständische Kr.

Eröffn. der Idiotenanst. zu **Lilläng**, Schweden.

1884 Neues Irren**gesetz** in **Holland**, die bisherigen aufgehoben.
Eröffn. der neuen lanwirthschaftl. Irrenanst. „**Buraschowo**,“ 15 Werft von Twer, Prov. Twer, Russl., unt. Dir. Dr. Litwinoff für 450 Kr. nach dem Muster von Altscherbitz.

1885 † Lord **Shaftesbury**, früher Lord Ashley, in London, hochverdient um das engl. Irrenwesen, Präsident der Commissioners of lunacy seit der Schöpfung derselben 1845. Die Magna charta der Irren hat seitdem nur geringe Modificationen erhalten. Er wurde 85 J. alt.

1886 Eröffn. der Prov.-Irrenanst. **Kortau** bei Allenstein, Ostpr., mit 30 Kr. Neubau für 200 Kr., unt. Dir. Dr. Hallervorden.

1887 Eröffn. der Reichs-Irrenanst. zu **Medemblik** i. Holl., für 520 Kr. mit vorzugsweise ländl. Beschäftigung, unt. Dir. Prof. Dr. A. H. van Andel.
Eröff. der k. böhmischen Landes-Filialanst. für Irrensieche in **Woporan** mit 180 Betten.

2. 1832 Stiftungstag der Irrenanst. „zur Mutter Gottes aller Leidtragenden“ bei St. **Petersburg** unt. Oberarzt Dr. Hertzog; ihm folgte v. 1853—83 Dr. Lorentz, v. 1. Jan. 1884 als Dir. Dr. Tscheremtschansky.

1844 Eröffn. der Irrenanst. St. Pierre zu **Marseille**, Frankr., nach Esquirol gebaut, unt. Dr. H. Aubanel f. 800 Kr. Kultur von 17 ha. Die beiden Anst. St. Lazare u. St. Joseph (1830) werden aufgehoben. Von der Stadt erbaut. 1,200,000 M., 90 Acres. Jetzt 1100 Kr. unt. Dir. Dr. Curtoux.

1855 „The **Asylum** J. of Mental Science, published by authority of the Association of Medical Officers of Asylums and Hospitals for the Insane.“ Edit. by J. C. **Bucknill**, London. Von 1857 an als „The J. of Mental Science“.

1885 † Dr. A. W. **Göricke** in Kopenhagen, Dir. des Hans-Hospitales daselbst v. 1831—63 (* 1. Febr. 1798).

3. 1783 * Dr. N. H. **Julius** zu Altona. „Beiträge zur britischen Irrenheilkunde, aus eigenen Anschauungen im J. 1841. Lpz. 1841.“ († 20. Aug. 1862).

1842 Eröffn. der Irrenanst. zu **Basel**, Schweiz, unt. Prof. Dr. Fr. Brenner. Neubau als Heilanst.

1855 Gründ. eines **Unterstützungsfond** für arme Irre im Kreise Unterfranken u. Aschaffenburg, Bayern.

4. 1852 Eröffn. des „Manicomio Casa de Cordon“ zu **Valladolid**, Prov. Valladolid, Span., Prov.-Anst. für 483 Kr. (308 M. 155 Fr.).

1881 Eröffn. der Irren-**Colonie** an der Prov.-Irrenanst. zu **Sorau**, Prov. Brandenburg, unt. Dir. Dr. Schmidt. 200 Mrg.

5. 1796 * Dr. **Bazin** zu Bonneville. Prof., Dir. der Irrenanst. zu Bordeaux, Frankr. († 19. Oct. 1865).

1841 Kgl. Beschluss zur Regelung der Ausführung des Irren**gesetzes** v. 29. Mai 1841 in **Holland**.

1847 Feststellung des Statutes zur Jacobi-Stiftung in **Siegburg**, Rheinpr.

1869 † Dr. L. A. Ph. **Cerise** zu Paris, Mitbegründer d. Ann. méd. psych. und der l'Union med. (* 1807 zu Aosta in Piemont).

1884 Ein Geisteskr. in **München schiesst** bei der ärztl. Berathung einen Revolver mehrere Male auf Prof. Dr. v. Gudden u. Dr. Hemmer ab, verletzt letzteren leicht und wird dann überwältigt. Er bat dann „um Eutschuldigung, er habe es thun müssen“.

1885 Eröffn. der psychiat. **Klinik** an der Univ. zu **Utrecht**, Holl., durch Dr. G. Winkler.

6. 1818 Eröffn. des „McLean Insane Asylum“ zu **Somerville** bei Boston, Mass., mit 100 Acres unt. Dir. Dr. Rufus Wyman. 170 Betten für 250,000 D. durch priv. Mittel.

1873 † Dr. C. **Castiglioni** an Harn-Intoxication nach Hypertr. d. Prostata, Prof., seit 1851 Dir. der Senavra bei Mailand, Ital., 7 J. lang Mithersg. des Arch. ital. per le mal. nervose (* 14. Jan. 1806).

1880 Eröffn. des „State Hospital for the Insane“ bei **Warren**, North-Western-District, Pennsyl., Amer., unt. Dir. Dr. J. Curwen für 600 Kr. 3,488,000 M., 3—4stöckig.

7. 1812 Eröffn. der Irrenanst. für die Niederlausitz zu **Sorau**, Prov. Brandenb., in dem dazu adaptirten Schlosse (dem Tummelhause) unt. dem Physikus Dr. Wollkopf. Bis dahin die Kr. in der Strafanst. zu Luckau. Später Stadtphysi-

kus Dr. Schnieber, nach ihm die Anst. durch Neubauten erweitert u. reorganisirt unt. Kreisphysikus u. Dir. Dr. Karuth, seit 1881 Dir. Dr. Schmidt.

1848 Veröffentlichung der 1. Statistik der Geisteskr. in **Spanien** durch die Gaceta de Madrid.

Die Regierung in **Portugal** ordnet eine ärztl. Besichtigung der Irrenabth. von St. José an und decretirt dann, dass das Gebäude Bilhafolles vorläufig Irrenhaus werde, bis ein neues zu Stande kommt. Dr. Fr. M. Pulido wird 1849—64 dirig. Arzt daselbst.

1876 Dr. **Bouteille**, ärztl. Dir. der Irrenanst. zu Armentières, Frankr., wird mit der Abhaltung der psychiatr. Klinik beauftragt.

8. 1708 * Dr. Albr. von **Haller** zu Bern, Prof. der Phys. in Göttingen von 1736—1753 († 12. Dec. 1777).

1873 † Dr. K. **Spurzheim** an Apoplexie, 1842 Primararzt, 1859 Dir. der Irrenanst. zu Ybbs, 1869 Dir. der n. ö. Irrenanst. zu Wien (* 1808 zu Wien).

9. 1809 * Dr. Guiseppe **Girolami** in Fuligno, Prof. u. Dir. der Irrenanst. in Rom, Ital. († 14. Jan. 1878).

1830 Renovation der Verordnung von 1815 in **Belgien**, dass die definitive Sequestration der Irren in „une maison de correction“ mittels eines Befehles der Tribunale erster Instanz auf Ersuchen der nächsten Verwandten oder auf amtliche Requisition der Kgl. Procuratoren bewirkt werde, bis sichere Zeichen der Besserung da sind.

1871 Eröffn. der Anst. für **schwachsinnige** Kinder zu **Leschnitz**, Oberschlesien, mit 32 Plätzen.

10. 1726 * Dr. A. Ch. **Lorry** in Crosne. „De melancholia et morbis melancholicis, Paris 1765.“ († 18. Sept. 1783.)

1801 Zu **Paris** bestimmt eine Verordnung, dass die Irren aus dem „Hôspital des Petites Maisons“ nach Bicêtre und Salpêtrière übersiedeln.

1837 † Dr. Ch. A. Fr. **Hayner**, seit 1807 Arzt der Anst. in Waldheim, seit 1829 Arzt u. seit 1834 Dir. der Irrenanst. in Colditz, Kgr. Sachsen. „Ueber die Gebrechen der Irrenbehandlung.“ (* 22. Dec. 1775.)

1844 Gründ. des **Vereines** der Aerzte an Irrenanst. in **Amerika** zu Philadelphia durch 13 Mitglieder.

1883 Eröffn. der Prov.-Irrenanst. zu **Neustadt,** Westpr., unt. Dir. Dr. Krömer, für 400 Kr. mit 185 Mrg. Neubau für 1,440,000 M.

1884 † Dr. H. **Neumann** an Coma diab., Prof. und Dir. der psychiatr. Klinik zu Breslau. Schles. (* 17. Jan. 1814).

11. 1842 Eröffn. der Irrenpflegeanst. zu **Stralsund,** Pomm., unt. Dir. Dr. Picht für 30 Kr.

1862 † Dr. D. G. **Kieser,** Prof., Dir. der öff. Irrenanst. u. einer privaten zu Jena. „Elemente der Psychiatrik. 1855." (* 24. Aug. 1779.)

12. 1773 Eröffn. von „Eastern Lunatic Asylum" zu **Williamsburgh,** Virg., Amer. 100j. Stiftungsfest am 10. Nov. 1873 gefeiert. 1770 das Hauptgebäude 100 Fuss lang, 38 Fuss tief, in 2 Stockw. für 1258 D. 1841 die Functionen des Dir. u. Arztes vereint in Dr. J. M. Galt, der bis zu seinem Tode 1862 blieb. Jetzt Dir. Dr. R. A. Wise für 450 Kr. Erste öffentl. Irrenanst. in Amer. nur aus Staatsmitteln mit 250 Acres.

1842 Eröffn. des „Lunatic Asylum State of Georgia", bei **Milledgeville,** Georgia, Amer., unt. Dir. Dr. David Cooper für 800 Kr. Mit 300 Acres Land für 1,400,000 M. Jetzt 1,500 Kr.

1845 † Frau Elisabeth **Frey** zu London, hochverdient um Verbesserung des Gefängniss- und Irrenwesens in Engl. u. anderen Ländern (* 21 Mai 1780).

1869 Eröffn. des „State Asylum for the Chronic Insane" zu **Willard,** N. Y., Amer., unt. Dir. Dr. John B. Chapin für 1800 Kr. 792 Acres mit 10 Cottages. Ursprünglich 200,000 L. Angestellte 350 u. 6 Assistenzärzte.

1876 Eröffn. der Prov.-Irrenanst. zu **Kreutzburg,** Schles., unt. Dir. Dr. Brückner für 280 Kr. Das Armenhaus erweitert durch Neubauten an der Stadtgrenze.

1884 † Dr. H. F. **Kind** an Apoplexie, Dir. der Idiotenanst. zu Langenhagen, Hannover, (* 25. Oct. 1825).

13. 1840 Eröffn. des „Maine Insane Hospital" zu **Augusta,** Maine,

Amer., unt. Dir. Dr. **Ray**. 3stöckig, mit 300 Acres. Kosten 21,605 L. für 400 Kr. Jetzt Dir. Dr. Harlow.

1850 Das Hospital bei **Upsala**, Schweden, **verbrannte**. 23 Irre kamen um.

14. 1811 Ein Rescript verleiht der Irrenheilanst. **Sonnenstein**, Kgr. Sachsen, die Ober- u. Erbgerichtsbarkeit über die zur Anst. gehörigen Gebäude, Gärten und sonst in die Umfassungsmauer eingeschlossenen Plätze im Maasse der Patrimonialgerichte.

1857 † Samuel **Tuke** act. Dir. des „Friend's Retreat" zu York, Engl., 50 J. lang bis 1853 (* 31. Juli 1784).

1863 Gründ. der Idiotenanst. zu **Kückenmühle** bei Stettin, Pom., durch die innere Mission, für 210 Zöglinge 155,000 M., 100 Morgen.

1870 Zu **Montpellier**, Frankr., wird an der Univers. eine psychiat. **Klinik** im Allgem. Krankenhause errichtet u. dem dirig. Arzte der Irrenabth., Prof. Dr. Cavalier anvertraut (cf. 20. Dec.).

1883 † Dr. P. **Burresi** zu Poggibonsi an Lungenentz., Prof. in Florenz, neuropath. Schriftsteller (* 20. März 1822).

15. 1816 Eröffn. der Privatanst. „Moet House" zu **Femworlth**, Staffordshire, Engl., durch Dr. Robert Mordy für 10 Kr.

1841 Bericht der Justiz Kommission zur Reform der Irrenanst. in **Belgien**.

1850 Gründ. des „Lindenhof's" zu **Neinstedt** a. Harz, unt. Pastor Kobelt. (Elisabethstift, Kreutzhilfe, Gnadenthal.)

1859 † Dr. Fr. **Stimmel** an Melanch. suicid. durch Stich ins Herz nach 3tägigem Leiden. Dir. u. Gründer der Privatirrenanst. zu Kennenburg b. Esslingen, Württ., seit 1847 (* . . . .).

† Dr. Corado **Taddei** (de Gravina) in Folge eines Messerstiches in den Unterleib durch einen Kr. während einer Nachtvisite. Dir. der Irrenanst. zu Lucca, Toscana, Ital., 48 J. alt.

1861 Eröffn. der psychiat. **Klinik** zu **Bern**, Schweiz, durch Prof. Dr. Schaerer.

1867 Eröffn. der Anst. für **Epileptische** zu **Bielefeld**, Westph., unt. Hausvater Unsöld mit 4 Kr. im Hause „Zoar" durch die Rhein. u. Westph. innere Mission. 1871 als Colonie unt. Pastor von Bodelschwingh. Jetzt 420 Mrg. Terrain u. 57 Häuser, f. c. 1000 Epileptische. Einweihung der „Zionskirche“ mit 1100 Sitzplätzen am 28. Nov. 1884, deren Bau 100,000 M. kostete. Landwirthsch., Werkstätten aller Art, Apotheke, Samenhandl. Seit 1887 als eigener Arzt Dr. Huchzenmeyer.

1868 Eröffn. des **Vereines** der Irrenärzte von Sachsen u. Westphalen zu Hannover. unter Dr. L. Snell.

1876 Eröffn. der psychiat. **Klinik** zu **Genf**, Schweiz, durch Prof. Dr. M. Olivet.

Eröffn. der Prov.-Irrenanst. zu **Andernach**, Rheinpr., unt. Dir. Dr. W. Nasse, für 200 Kr. Bau- u. Grunderwerb 1,909,313 u. Inventar 137,649 M. 6 Hectaren.

1878 Eröffn. der neuerbauten Irrenklinik zu **Heidelberg**, Baden, unt. Dir. Dr. Fürstner für 50 Kr.

1883 Eröffn. der Central-Siechen-Anst. für Geisteskr. in **Eichelborn**, Kr. Soest, Westph., mit 100 Betten unter Dr. Hiltermann.

16. 1862 † Dr. A. **Haindorf** zu Caldenhoff bei Hamm. Lehrer der Psych. v. 1816 an bei der Univers. in Münster (* 2. Mai 1782).

1882 **Brand** in der 4 J. vorher eröffn. Irrenanst. zu **Woodville** bei Glasgow, Engl., gelöscht v. d. Feuerwehr d. Anst.

1884 † Dr. Alfred **Sauze** an Herzleiden, Honorar-Dir. der Irrenanst. zu Marseille, Frankr., u. 1876 Gründer des Maison de santé du Canet zu Marseille, 57 J. alt.

17. 1813 Eröffn. des „Royal **Edinburgh** Asylum for the Insane“ zu Morningside, Schottl., mit 200,000 L. Alte u. neue Gebäude, 115 Acres. Ende 1831 36 Kr., 1841 59, 1851 516, 1861 679, 1871 742, 1881 822, 1885 787 Kr. unter Dir. Dr. Clouston.

1852 Eröffn. der Anst. für blödsinnige Kinder zu **Ecksberg** bei Mühldorf, Bayern, durch den kath. Pfarrer J. Probst. 150 Acres für 196 Kinder.

(?) 1868 † Dr. **Thore** de Sceaux zu Havre, 53 J. alt. „Etudes sur les maladies incidents des aliénés 1844—46.“ „Un mot sur les hallucinations de la première enfance 1849." „Chorée dans ses rapports avec l'aliénation mentale 1865."

1877 In der Anst. zu **Prag** erschlug ein **epilept.** Kr. seinen Wärter u. verletzte einen anderen Kr.

18. 1798 * Dr. Al. J. F. **Brierre de Boismont** zu Rouen. Fruchtbarer psychiatr. Schriftsteller. († 25. Dec. 1881).

1873 Minist. Verfügung im Kgr. **Württemberg,** betr. den Betrieb u. die Ueberwachung von Priv.-Irrenanst.

1880 Revidirtes Statut des **Züricher Hilfsvereins** f. Geisteskr., 6 Jahre vorher gegründet.

1885 50j. Amtsjubil. von Dr. **Hergt,** Dir. der Heilanst. Illenau, Baden.

19. 1820 * Dr. Ch. H. **Nichols** in Vassalboro, Amer., von 1849 an Oberarzt am Bloomingdale Asylum zu N. Y., errichtete u. dirig. von 1852—77 die Irrenanst. von Washington, Columbia, ward Dir. des Bloomingdale Asylum (. . . . .).

1849 Eröffn. der neuerbauten Irrenanst. **Eichberg,** Nassau, unt. Dir. Dr. L. Snell. Der Bau begann 1840 f. 200—210 Irre und kostete 400,000 Gulden. 70 Mrg. Terrain. Um- u. Neubau 1884/5 für 450 Kr. unt. Dir. Dr. Schroeter.

1859 Eröffn. des „Departemento Hosp. de San Juan de Dios" zu **Murcia,** Prov. Murcia, Span., Prov.-Anst. für 53 Kr. (30 M., 23 Fr.).

1863 Gründ. des Asyles für schwach- u. **blödsinnige** Kinder zu **Alsterdorf** bei Hamburg durch Pastor Dr. Sengelmann für c. 360 Zögl.

1865 † Dr. **Bazin** an Apoplexie, Prof., Dir. der Irrenanst. zu Bordeaux, Frankr. (* 5. Oct. 1796).

1876 Grundsteinlegung des „Darenth Metropolitan Asylum" bei **Dartford,** Kent., für 500 Kinder. Schulgebäude eröffnet 7. Dec. 1878. Dir. Dr. Fletcher Beach, 75,000 L. mit 160 Acres. Am gleichen Tage der Grundstein zu einem neuen Gebäude gelegt für 900 Erwachsene. Eröffnet Mai 1880 unt. gleicher Verwaltung und auf gleichem Terrain mit 180 Acres unt. Dir. Dr. Dyer.

20. 1852 Eröffn. des Asyles zu **Montredon,** Dép. Loire, Frankr., durch die Brüder de St. Marie de l'Assomption für das Dép.

1871 Eröffn. des „Hudson River-State-Hosp.“ zu **Poughkepsie**, N. Y., Amer., unt. Dir. Dr. Joseph M. Cleaveland, für 300 Kr.

1878 Eröffn. d. Privatanst. f. **Epileptische** u. stille Gemüthskr. in **Bendorf**, Rheinpr., durch Wittwe Pet. Friesenhahn.

1885 † Dr. Alessandro **Porcelli** an Gehirnleiden, emer. Dir. der Irrenanst. zu Parma (* 1817 in Calendasco, Piacenza).

21. 1660 * Dr. Georg Ernst **Stahl** zu Ansbach, Prof. der Phil. in Berlin († 14. Mai 1734).

1800 * Dr. Max **Parchappe** zu Epernay, General-Inspector der Irrenanst. in Frankr. († 12. März 1866).

1882 † Dr. Joh. **Spielmann** zu Carlsbad. „Diagnostik d. Geisteskrankheiten. 1855.“ (* 25. Juli 1820.)

1884 † Dr. J. H. **Girard de Cailleux** an einer Gehirnaffection. Honorar-General-Inspector der Irrenanst. der Seine, Frankr. Früher Dir. der Irrenanst. in Auxerre, später von Morsens (* 9. März 1814).

Eröffn. des Neubaues in der durch Ankauf von 13,60 Mrg. Terrain vervollständigten Irrenanst. **Eichberg**, Nassau, durch Einzug in den Frauen-Pavillon, unt. Dir. Dr. Schröter. Am 16. Mai 1885 zog das Wachpersonal mit 12 kr. Frauen in die neuerbaute Waschküche ein. Kosten der baulich. Reorganisation 1,017,972 M., Aufnahmefähigkeit 450 Kr. (cf. 19. Oct.).

22. 1774 * Dr. A. E. **Iphofen** zu Radeberg in Sachsen. „Der Cretinismus phil. u. med. untersucht. 2 Thle. Dresden 1817 mit 2 Kpf.“ († . . . . .)

1784 Verfügung der Kgl. Kriegs- u. Domänen-Kammer zu Breslau auf Antrag des Dr. E. G. **Glawnig**, dass bei jeder Aufnahme eines Irren in der Anst. zu **Brieg** ein Physicats-Attest beizubringen ist, worin Krankheitsbericht und die bisherigen Curmethoden angegeben sind.

1807 * Dr. Magnus **Huss** zu Torp in Medelpad, Schweden, Prof. in Upsala. „Alcoholismus chronicus elles kronisk alkoholsjukdom. 2 Thle. 1849, 51.“ († . . . . .).

1861 † Dr. **Leubuscher** zu Berlin, Prof., psychiatr. Schriftsteller. Früher 2. Arzt an der Irrenanst. zu Halle, später Dir.

der inneren Klinik in Jena. Siedelte nach Berlin über (* 12. Dec. 1821).

1864 Eröffn. von „West Virginia Hosp. for the Insane“ zu Weston, West-Virg., Amer., unt. Dir. Dr. B. Hills, für 680 Kr., 2,900,000 M. 3 u. 4stöckig. 300 Acres.

1875 Eröffn. des „Parochial-Asylum **Woodilee**“ bei Lenzie, 1$^{1}/_{2}$ M. von **Glasgow**, Schottl., für 500 Kr. Neubau 3 Mill. Mark, unt. Dir. Dr. Blair. 458 Acres Land Areal. Open-Door-System. 1$^{1}/_{2}$ engl. M. entfernt ein Farmhaus für 14 Kr. unt. 1 Wärter u. seiner Frau.

1883 Eröffn. des „Oregon State Insane Asylum“ zu **Salem**, Oregon, Amer., unt. Dir. Dr. Horace Carpenter, f. 420 Kr.

23. 1872 Eröffn. des „Maryland Hosp. for the Insane (Spring Grove)“ zu **Cantonsville**, Maryl., Amer., unt. Dir. Dr. Rich. Gundry, für 324 Kr. Früher zu Baltimore von 1797—1872.

1876 † Dr. J. F. **Bulckens**, seit 1856 dirig. Arzt d. Irrencolonie Gheel, Belg. Gheel-Literatur (* 17. Dec. 1813).

1877 Eröffn. des Neubaues von „Worcester Lunatic Hosp.“ bei **Worcester**, Massach., Amer., mit 355 Acres, f. 4,800,000 M., 3stöckig unt. Dir. Dr. John G. Park für 725 Kr. 1 Haus für 70 Criminal lunatics. Alter Bau seit 1833 unt. Dr. S. B. Woodward für 250 Kr.

Eröffn. des „Asylum for the Chronic Insane“ zu **Worcester**, Massach., Amer., unt. Dir. Dr. Hosea M. Quinby für 400 Kr. Eröffnet 1833 als Staatsasyl, 1877 f. chron. Irre. 1,200,000 M., 11 Acres, 3stöckig.

1879 Eröffn. des „Colorado State Lunatic Asylum“ zu **Pueblo**, Colorado, Amer., unt. Dir. Dr. B. R. Thombs f. 175 Kr.

1882 Eröffn. der Heil- u. Pflegeanst. f. **Epileptische** zu **Karlshof**, Ostpr., 80 Plätze, durch Sup. Klapp in Rastenburg mit 1 Arbeiterkolonie verbunden und mit Diaconen-Mutterhause 1884.

1883 Schluss des „Oregon Hosp. for Insane“ zu **East Portland**, Oregon, Amer., Kr. nach Salem gebracht.

24. 1870 † Dr. Leonh. **Fahlander**, Prof., Dir. der Irrenanst. zu Lappvik bei Helsingfors, Russl. (* 9. Juli 1807).

1881 Eröffn. des „Binghampton Asylum for the Chronic Insane“

zu **Binghampton**, N. Y., Amer., unt. Dir. Dr. T. S. Armstrong f. 400 Kr., mit 479 Acres, 3stöckig, früher Staatsasyl für **Säufer**.

1884 † Dr. J. B. **Dumesnil**, fr. Dir. des Asyles „Quatre-Mares“ bei Rouen, seit 1872 General-Inspector der Irrenanst. in Frankr. (* 1. Dec. 1812).

25. 1795 * Dr. K. W. **Ideler** zu Bendwisch i. d. Priegnitz, Prof., Dir. der psychiatr. Klinik zu Berlin. Psychiatr. Schriftsteller († 29. Juli 1860).

1825 * Dr. K. F. **Kind** zu Doeben bei Grimma, Dir. der Idiotenanst. zu Langenhagen († 12. Oct. 1884).

1866 † Dr. M. **Burnett**, Dir. des Privatasyles zu Alton-Hants, Engl., 59 J. alt.

1882 † Dr. Fr. **Obernier** an chron. Magenleiden, Prof. in Bonn, Rheinpr., fr. Assistent in Siegburg (* 1839 in Bonn).

26. 1826 † Dr. Ph. **Pinel** zu Paris an Lungenentzünd. nach leichter Gehirnapoplexie in den letzten Jahren, Prof., Begründer der neueren Psychiatrie in Frankreich. „Traité méd. philos. sur l'aliénation mentale, ou la manie. Avec Figures représ. des formes de crâne ou des portraits d'Aliénés. Paris, an IX. pp. 318.“ (* 20. Apr. 1745.)

1843 † Dr. J. C. **Heinroth** an einer Nierenkrankheit, Prof. der Psychiatr. zu Leipzig. Psychiat. Schriftsteller (* 17. Jan. 1773).

1844 Eröffn. der Privatanst. zu **Endenich** bei Bonn, Rheinpr., unt. Dir. Dr. Franz Richarz, 52 Betten.

1868 † Dr. W. **Griesinger**, Prof., Dir. der psych. Klinik zu Berlin. „Die Path. u. Ther. der psych. Krankh. 1845.“ „Archiv. 1868.“ (* 29. Juli 1817).

† Dr. L. **Ehrlich**, Dir. der Irrenpflegeanst. zu Brieg, Schles., 70 J. alt.

1876 Eröffn. der psychiatr. **Klinik** zu **Basel**, Schweiz, durch Prof. Dr. Wille.

27. 1797 * Dr. Andrew **Combe** in Schottland. „Outlines of phrenology. Edinburgh 1838.“ († 9. Aug. 1847).

1798 Eine Kgl. **Cabinetsordre** bestimmt, dass das bisher in der Charité in **Berlin** befindl. Hosp. von der Charité getrennt werde, und eine vom 3. December 1798, dass das an d. Waisenbrücke gelegene ehemal. Splittgerbersche Zuckersiedereigebäude zum Hospitale eingerichtet werde, durch die Trennung des Hospitales von der Charité die Anlegung eines projectirten besonderen Irrenhauses daselbst wegfalle und solches in den Gebäuden der Charité angebracht werden könne, womit vorläufig der Versuch gemacht werden müsse. Das Kapital des abgebrannten Irrenhauses wird der Charité 1799 überwiesen und damit die Verpflichtung für die heilbaren und unheilbaren gemeingefährlichen Irren zu sorgen, während die übrigen unheilbaren, nicht gefährlichen und nicht besonders störenden Irren von der Commune übernommen werden.

1831 * Dr. G. **Mochi** zu Livorno, Arzt des „Manicomio Castel Pulci", Filiale v. Florenz († 8. Jan. 1881).

1847 Errichtung des Asyles für Idioten zu **Earlswood** durch Dr. Andrew Reed, der ersten und nur durch öffentl. Beiträge errichteten Idiotenanst. in Engl. Einige Häuser wurden dazu eingerichtet. Neubau 1855.

1854 Eröffn. des „Manicomio de San Baudilio de Llobregat" zu S. Baud. de **Llobregat** bei Barcelona, Span., in einem Kloster. Privatanst. des Dr. Ant. Pujadas für 625 Kr. (378 M. 247 Fr.) 25 Acres.

1859 Concession der 1854 in San Baudilio de Llobregat, **Spanien,** in einem früheren Kapuzinerkloster durch Dr. Ant. Pujadas eingerichteten Anst. mit 625 Kr.

1867 † Dr. J. Mills **Probyn** zu Chelmsford, Terrace, Bayswater, emer. Dir. des Royal Asylum and the County Lunat. As. zu Lancaster.

28\. 1842 Eröffn. des „New Hampshire Asylum for the Insane" zu **Concord,** New Hampshire, Amer., für 300 Kr., mit 130 Acres, für 900,000 M., unt. Dir. Dr. Chandler.

1859 † Dr. Ch. C. **Weiss,** in Pirna, emer. Dir. der Irrenpflegeanst. zu Colditz, Kgr. Sachsen (* 5. April 1790).

1870 † Dr. J. P. **Falret** zu Marsillac, Gründer (mit Voisin 1822) d. Privatanst. Vanves bei Paris; 1831—67 an d. Salpêtrière. „Rech. statist. sur les aliénés. 1828." (* 26. Apr. 1794).

1872 Eröffn. der städt. Irrenanst. **Rothenberg** bei Riga unt. Dir. Dr. Gr. Brutzer. Vorher seit 1862 Privatanst. desselben für 20 Kr. (Gründ. d. 12. Dec.). Schon 1862 durch ein Darlehn der Stadt Riga v. 23,000 R. für 70 Kr. erweitert, wofür 6 städt. Kr. zu verpflegen waren. Ankaufssumme 54,000 R., 1873 durch Neubauten und Terrain erweitert. 1877 neues Isolirgebäude. 1881 Begründ. des Asyles Waldheim, für 40 Kr., Eigenthum des Dir. u. der Stadt verpachtet. 1883 neues 2stöckiges Isolirhaus. 1886 Eröffn. des Asyles Birkenhof unt. Dir. Dr. Tiling. Nachfolger des 1883 † Dr. Brutzer. Zur Erweiterung der Neubauten 1888 240,000 R. bewilligt.

1880 † Dr. Ed. **Seguin** zu New-York, Förderer der Idiotenpflege u. Präsident der Gesellsch. der Aerzte für Idioten-Fürsorge (* 20. Jan. 1835).

1886 Eröffn. der Irrenanst. zu **Basel**, unt. Dir. Prof. Dr. Wille mit 118 Kr. Neubau in 10 Pavillons mit 1,900,000 Frcs. Kosten, für 220 Kr., darunter ein klinischer Pavillon.

29\. 1846 † Dr. G. M. **Burrows**, 1816 Gründer einer kl. Privatanst., 1823 einer grösseren zu Clapham, deren Direction er 1843 niederlegte. Psychiat. Schrifsteller (* Mai 1771 zu Chalk bei Gravesend).

1852 In der Irrenanst. zu **Bayreuth** riss ein Kr. seinem Mitkr. beide Hoden ab und ass sie auf. „Er müsse Menschenklösse essen, um statt seiner 2 verstorb. Kinder 4 neue erzeugen zu können.“ Der Verstümmelte starb, der Kr. machte wiederholt noch Attentate auf die Hoden der Aerzte und Wärter.

1861 † Dr. G. H. **Bergmann**, seit 1827 Dir. der Irrenanst. zu Hildesheim, Hannover, emer. 1855. Psych. Schriftsteller (* 12. Juni 1780).

1865 Eröffn. des „Wilhelmsstiftes“ für blödsinnige Kinder zu **Potsdam**, Prov. Brandenb. unt. Inspector Grossmann, in einem alten Hause. Neubau bezogen am 29. Oct. 1869. Gründ. durch einen Verein unt. Sup. Schultz.

1886 Eröffn. des Neubaues der psychiat. **Klinik** zu **Strassburg**, unt. Prof. Dr. Jolly.

30. (?) 1862 † Dr. Benj. **Brodie** zu London, Präs. d. „Royal Society". „Psychological Inquiries". (* 9. Juni 1783.)

1886 In der Irrenanst. zu **Wien** Rauch in einem Isolirzimmer aus der Luftheizung, angefüllt mit Seegras und Stroh durch einen Kranken. Leicht gelöscht. Am gleichen Tage **Feuer** auf einer anderen Abth. durch schlechte Setzung eines Ofens, gelöscht durch die Feuerwehr. Aus gleicher Ursache am 8. Jan. u. 8. März 1887, bald gelöscht.

31. 1864 Eröffn. d. Prov.-Irrenanst. „Bethesda" zu **Lengerich**, Westphalen, für die evang. Kr. der Provinz, unt. Dir. Dr. A. Vorster. Neubau für 300 Kr., nach Plänen v. H. Laehr, 1,000,000 M., 72 ha.

1875 † Dr. Fr. **Brenner**, Prof. u. Dir. der Irrenanst. zu Basel, Schweiz (* 8. Jan. 1809).

1882 Eröffn. der Heil- u. Pflegeanst. für **Epileptische**, **„Tabor"**, mit 5 Kr., in relat. Verbindung mit der Idiotenanst. **Kückenmühle** bei Stettin. Neubau mit 104 M. Terrain. Sie hat besonderes Curatorium und Verwaltung. Vorsteher beider Pastor Bernhard.

November.

1. 1790 Eröffn. des „Tollhauses" zu **Prag**, Oesterr., im Hofe des allgem. Krankenhauses. 1846 abgebrochen.

1796 * Dr. Et. Frum. **Mitivié** zu Castres, Frankr., Arzt der Salpêtrière u. Gründer mit seinem Onkel **Esquirol** 1824 der Privatirrenanst. zu Ivry bei Paris, die er von 1843 mit O. Baillarger und J. Moreau bis 1848 leitete, und wo er starb († 22. Jan. 1871).

1804 **„Criminal** lunatics Act 1804" in **England**.

1810 Die Kgl. Regierung übernimmt nach Aufhebung der Ständischen Verhältnisse die Leitung der kurmärk. Land-Irrenanst. zu **Neuruppin**. 1828 wird dieselbe nach Restitution der ständ. Verhältnisse an letztere zurückgegeben.

1822 Eröffn. der Priv.-Irrenheilanst. „Villa Antonini" zu **Mailand.** Seit 1848 Dir. Dr. Seraf. Biffi.

1823 Eröffn. der Priv.-Irrenanst. zu **„Clapham-Retreat"** in Engl., für 140 Kr.

1826 Eröffn. der dazu adapt. Irrenbewahr- u. Siechenanst. im Schloss **Plagwitz** bei Löwenberg i. Schles., unt. Dr. Pohl.

1829 Das „St. Alexiushaus" in **Braunschweig**, Deutschl., nach Entfernung der Sträflinge in die Gefangenanst. zu Wolfenbüttel, wird als selbständige Irrenanst. eröffnet unt. Dr. Franke. Vorher von 1793—1823 Dr. Fricke, von 1823—28 Dr. Proël, von 1840 an Dr. Mansfeld als Assistent, der 1856 als dirig. Arzt Diaconen u. Diaconissinnen anstellt, von 1860 an Dr. A. Krüger. Aufgehoben 1. Dec. 1865.

1830 Eröff. der Irrenanst. zu **Hall** in Tyrol unt. Dir, Dr. J. Tschallener (cf. 1. Sept.).

1844 Schluss des kgl. provisor. Irrenheil-Instituts in **Halle** a. S., Prov. Sachsen, in welcher Reil und Nasse wirkten, unt. Dir. Dr. H. Damerow.

Eröffn. der Prov.-Irrenanst. bei **Halle** a. S., für 400 Kr., unt. Dir. Dr. H. Damerow. Reorganisirt 1882 unt. Dir. Dr. Hitzig. 1,345,000 M. 97 Mrg., für 630 Kr.

1848 Eröffn. des „Indiana Hosp. for the Insane", bei **Indianopolis**, Indiana, Amer., f. 1320 Kr. 5,600,000 M., mit 160 Acres.

1851 Eröffn. der Idiotenanst. zu **Winterbach**, Oberamt Schorndorf, Württ., unt. Hausvater J. Landenberger. Schluss und Uebersiedlung nach Schloss Stetten am 22. Mai 1864.

1853 Neues Irren**gesetz** in **England.**

1854 Eröffn. des „Western Lunatic Asylum" zu **Hopkinsville**, Kent, Amer., für 350 Kr., unt. Dir. Dr. Sam. Annan.

1855 Eröffn. der Heilanst. für idiotische, schwachsinnige u. epileptische Kinder zu **Gamle-Bakkehus**, (Kopenhagen) durch Dr. J. R. Hubertz (vgl. 15. Nov.).

1859 Eröffn. der Kreisirrenanst. bei **München**, Bayern, unt. Dir. Dr. A. Solbrig für 280 Kr. Neubau für 912,000 M. Mit 11,87 hect. Areal. Die Irrenanst. zu Giesing wird aufgehoben. Gleichzeitig Gründ. eines **Unterstützungs-**

fonds für arme Gemeinden zur Unterbringung von Irren in die Kreisirrenanst. Stammvermögen Ende 1884 191,400 M. Jetzt 550 Kr.

1861 Eröffn. der neuen Irrenanst. **St. Robert**, Dép. Isère, Frankr., 100 Acres, 1,600,000 M., f. 800 Kr., unt. Dr. L. A. **Evrart**, Bau in Pavillons, begonnen 1852. Erweitert 1884.

1863 Eröffn. der Irrenanst. zu **Brünn**, Mähren, unt. Dir. Dr. Jos. Czermak. Einweih. 26. Oct. 1863. Grundstein 18. März 1861. Neubau.

1865 Eröffn. der Prov.-Irrenanst. zu **Eberswalde**, Prov. Brandenb., unt. Dir. Dr. Sponholz. Neubau f. 300 Kr. 157 Mrg., 1,842,700 M. Jetzt 820 Kr., unt. Dir. Dr. Zinn.

Schluss der Irrenanst. zu **Neuruppin**, Prov. Brandenb., nach 64 j. Wirksamkeit.

1866 Errichtung einer Anst. für **Epileptische** in der Idiotenanst. zu Schloss **Stetten**, Württ., mit 10 Kindern, unt. dem Vorsteher F. Koelle, früher Anstaltslehrer. 1837 Eintritt des Dr. Haeberle als ärztl. Vorstand. In Folge der Erweiterung für Schwachsinnige u. Epilept. nunmehr 3 Vorsteher: Dr. Haeberle ärztl., Insp. Landenberg pädagog. u. Hausvater Koelle ökonom. 1872 Eröffn. des Asyles für Männer, 1874 für Frauen. 1877 Eintritt des Pfarrer Schall anstatt des erkrankten Insp. Landenberg. 1880 Eintritt des Dr. Wildermuth an Stelle des Dr. Haeberle. 1883 Verlegung d. Asyles f. Fr. nach d. Filiale Rommelshausen. 1885 146 Idioten u. 130 Epilep. verschied. Alters.

Eröffn. des „Kansas State Insane Asylum“ zu **Osawatomie**, Kansas, Amer., unt. Dir. Dr. A. H. Knapp. 3 stöckig, mit 214 Acres, für 435 Kr.

1867 Erste Sitzung des psychiatr. **Vereines** der **Rheinprov.** in **Bonn** unt. Dir. Dr. W. Nasse.

1868 Eröffn. der Priv.-Irrenanst. in **Pankow** bei Berlin, durch Dir. Dr. Mendel. Für städt. Kr. am 25. Juli 1884 unt. Dr. Richter mit 159 Betten.

1870 Eröffn. des „State Asylum for the Incurable Insane“ zu **Cranston**, Rhode Isl., Amer., unt. Ch. H. Hunt, f. 250 Kr. 15 Acres.

Eröffn. des „Asylum for the Insane“ zu **London**, Ont., **Brit.** Prov., Amer., unt. Dir. Dr. R. M. Bucke, 900 Kr.

1872 Eröffn. von „Göteborgs Hosp.“ zu **Hissingen**, Schweden, unt. Dir. Dr. Anjan. Erweitert 1882. 524,660 **M.**, 140 Acres f. 170 Kr.

1877 Eröffn. des „Queens County Insane Asylum“ zu **Mineola, Long Island**, N. Y., Amer., unt. Dir. Dr. David **Rogers** f. 126 Kr.

1878 Eröffn. der Priv.-Irrenanst. zu **Támatsi**, Japan, unt. **Dir.** Kátow. Ausser Psychosen werden auch andere **Neurosen** aufgenommen.

1879 Eröffn. der neuen Irrenanst. zu **Jena**, Weimar, unt. Dir. Dr. Fr. Siebert, f. 136 Kr., mit 731,400 **M.** Die frühere 1804 eingerichtet.

1880 50j. Jubil. der Irrenanst. zu **Hall**, Tyrol, unt. Dir. Dr. **Nagy.**

1881 Eröffn. der Priv.-Irrenanst. zu **Obernigk** bei Breslau durch Dir. Dr. Kleudgen mit 42 Betten.

† Pfarrer **Bost** in Laforce, Frankr., der sich zuerst **der Epileptischen** in richtiger Fürsorge annahm und eine Anst. gründete: Eben-Ezer für Mädchen, Bethel für Knaben (* 4. März 1817).

Feuer zerstört das Centralgebäude und einen grossen Theil der anderen Gebäude des „State Asylum for Feeble-Minded-Children“, bei **Columbus**, Cinc., Amer. Angelegt durch einen Menschen, der einen Zögling drin hatte. Wieder aufgebaut mit 900,000 **M.**

1882 Dr. **Stephan** wurde von einem Irren in s. Zimmer durch Schüsse an Nase, Mund und Arm schwer verletzt. Der Thäter tödtete sich dann selbst. (Ann. med. psych. 1887 No. 3.)

1883 Eröffn. von „Homewood Retrait“ zu **Guelph**, Ont., Brit. Prov., Amer., unt. Dir. Dr. Stephen Lett.

Eröffn. der Oberbayr. Kreisirrenanst. zu **Gabersee** b. München unt. Dir. Dr. Bandorf. Ankauf des Gutes am 1. **März** 1882. Landwirth. Anst.

Eröffn. des „Thorshang Instituts for **Epileptikere**“ zu **Christiania**, Norw., unt. J. A. Lippestad mit 9 Kr.

1885 Eröffn. der neuerbauten Prov.-Irrenanst. zu **Tambow**, Russl., unt. Dir. Dr. Wl. Sorbski für 100 Kr. im Anschluss an die vor 40 J. in einem alten Gebäude eingerichteten Irrenanst. f. 200 Kr.

1886 **Feuer** zerstört die Stallungen des Steinbacherhofes der Irrenanst. **Saargemünd**, Lothr. Ursache unbekannt. 1 Kuh verbrannte. Anstaltsfeuerwehr löschte.

1887 „The American J. of **Psychology**.“ Edited. by Prof. G. Stanley **Hall**, 4 Hefte. Baltimore.

1888 Eröffn. des neuerbauten „Sanitarium for nervous Diseases“ milde u. heilbare Fälle geistiger Störung, Störungen des Nervensystems überhaupt, und für Fälle von Morphium- u. Chloral-Missbrauch zu **Colombia Heights**, Washington, Amer., unt. Dir. Dr. Will. A. Hammond.

2\. 1799 * Dr. A. **Janikowski** zu Pilzno in Galizien, Prof. d. gerichtl. Med. u. Psychiat. in Warschau († 4. Dec. 1864).

1841 Erste Sitzung des **Vereines** der Irrenärzte in England zu Nottingham.

1858 Eröffn. des „Cambridgeshire Asylum“ zu **Fulbourn** bei Cambridge, Engl., unt. Dir. Dr. E. L. Bryant. 80 Acres. 47,000 L. 400 Kr.

1878 Eröffn. der neuerbauten psychiatr. **Klinik** zu Heidelberg, Baden, durch Prof. Dr. Fürstner für 80 Kr. 219 Ar.

1883 Irren**gesetz** in **Schweden**, wonach die Anst. in Heil- u. Pflegeanst. getrennt werden und jedes Krankenhaus provisorisch Aufnahme gewähren muss. Alle Anst. stehen unt. der „Direction der Medicin“.

1887 † Dr. J. N. **Ramaer** zu Gravenhaag, Holl., an Gangr. sen. am rechten Fuss, Generalinspector d. Irrenanst. Hollands. Er stiftete die „Nederl. Vereeniging voor Psychiatrie“. (* 20. Apr. 1817.)

3\. 1869 Gründ. des **thurgauischen Hilfsvereines** für Gemüthskr. in der Schweiz durch die „Gemeinnützige Gesellschaft“ unt. Dr. Walter.

Eröffn. der psychiatr. **Klinik** zu **Zürich**, Schweiz, durch Prof. Dr. B. Gudden.

1873 † Dr. Michael von **Viszanik** zu Wien, Arzt der Irrenanst.

in Wien (Narrenthurm). Psych. Schriftsteller (* 1792 zu Szathmar in Ungarn).

1879 Dr. **Dufour,** ärztl. Dir. des Asyles St. Robert zu Grenoble, wird bei der Morgenvisite von einem Irren durch 2 Messerstiche schwer am Kopfe verletzt.

4. 1771 * Dr. Ch. H. **Marc,** Leibarzt zu Paris. Psych. Schriftsteller († 12. Jan. 1841).

1852 Eröffn. d. „**Lincoln** County Asylum“, Engl., unt. Dir. Dr. Ed. Palmer mit 250 Kr., 78,000 L., 120 Acres. Erweitert 1858 um 160, 1865 um 168, 1882 um 110, jetzt 680 Kr.

Ein Kranker **erschlug** in der Delirantenstation der Charité in **Berlin** 3 Mitkranke. Der Wärter wurde zu 2 Monat Haft verurtheilt.

1864 Eröffn. des „Glamorgan County Asylum“ bei **Bridgend,** Süd-Wales, Engl., unt. Dir. Dr. David Yellowlees. 3stöckige Pavillons 90,000 L. 620 Kr., 72 Acres.

1874 Erste Conferenz für **Idioten**-Heil- u. Pflege zu **Berlin** berufen durch Sengelmann, Barthold, Kind, Ball, Hardeland u. Landenberger.

1885 50j. Stiftungsfest der Irrenanst. **Stephansfeld,** Elsass, unt. Dir. Dr. K. H. Stark.

5. 1726 † Dr. Ant. **Pacchioni** zu Rom, Ital., Prof. (* 13. Juni 1665).

1835 Eröffn. der unterelsässischen Bezirks-Irrenanst. **Stephansfeld,** Elsass, unt. Chefarzt Dr. M. A. Ristelhuber mit 40 Kr. aus dem Strassburger Bürgerhospitale. Der Arzt wohnte ausserhalb. Terrain 130 Acres. Ursprünglich 1 Kloster mit Kirche aus d. 13. Jahrh. 850 Kr. In der Nähe eine Colonie mit landwirthschaftl. Betriebe zu Hoerdt f. 250 Kr. mit 67 ha.

6. 1804 * Dr. Alb. v. **Zeller** zu Heilbronn, 1834 Dir. der Irrenanst. zu Winnenthal, Württ. Psych. Schriftst. († 23. Dec. 1877).

1813 Hofkanzlei**decret** in **Wien,** Oesterr., über die Bedingungen zur Errichtungsbewilligung von Privatanst.

1872 Eröffn. des „State Hospital for the Insane“ zu **Danville,** Pennsylv., unt. Dir. Dr. S. S. Schultz für 700 Kr., Terrain 250 Acres, 3—5stöckig. Grundstein 26. Aug. 1869 gelegt. 965,000 D.

1882 † Dr. von **Gellhorn** an Gehirnkrankheit. Dir. der Prov.-Irrenanst. zu Ueckermünde, Prov. Pommern. Syphil. Geschwulst durch Infection nach Section eines mit Lues behafteten u. an Dem. paral. gestorb. Kr. (* 6. März 1835).

7. 1866 Kais. Bestätigung der „**Assoc.** mutuelle des méd.-aliénistes en France“ in **Paris**.

1870 † Dr. G. von **Riedel** an Pneumonie, seit 1855 Dir. der n. ö. Irrenanst. zu Wien, früher in **Prag** (* 17. Jan. 1803).

8. 1784 Eröffn. des neugebauten Irrenhauses zu **Brieg**, Schles. für 50 Kr. nach den Plänen des Arztes Dr. E. G. **Glawnig** auf dem Terrain des Arbeitshauses. Das Directorium wurde trotz seines Wunsches ihm nicht übertragen.

1786 * L. F. Freiherr **von Wiesenhütten**, verdient um die Schöpfung der Irrenanst. zu Frankfurt a. M. († 8. Aug. 1857).

1826 Eröffn. der allgem. Taubstummenanst. zu **Pforzheim**, Baden unt. Dr. Neumann.

1852 † Dr. E. S. **Blanche**, Dir. der Privatanst. zu Passy bei Paris (* 15. Mai 1796).

9. 1819 Kgl. Verordnung in **Bayern**, dass für die **Fallsüchtigen** eine eigene Anstalt errichtet werde. Plan dazu 1819 von Prof. N. Friedreich in dessen „Verm. med. Abhandl. 1824 S. 92“.

1874 Eröffn. des „Missouri State Lunatic Asylum No. 2“ zu **St. Joseph**, Miss., Amer., unt. Dir. Dr. G. C. Catlett für 300 Kr. 1879 durch Feuer zerstört. Daneben wieder aufgebaut 1881 mit 300,000 M., 3stöckig, 120 Acres.

1876 Eröffn. des „Asile d'aliénés à Henri Chapells“ im Schlosse von **Buelen**, Belg., durch die Alexianer unt. Dir. Houber u. Dr. Henfling für 30 M.

10. 1834 † Dr. J. Ch. **Spurzheim** am Typhus in Boston, Phrenologe (* 31. Dec. 1776).

1884 Eröffn. der kathol. **Idiotenanst.** zu **Essen**, Rheinpr., durch den Essener Verein zur Erziehung u. Pflege kathol. idiot. Kinder aus der Rheinpr. 52 Betten.

11. 1751 † Dr. J. O. de la **Mettrie** zu Berlin. „L'homme machine. 1748“ und „Hist. nat. de l'âme. 1745“ (* 25. Dec. 1709).

1763 * Dr. Joh. H. G. **Fricke** zu Braunschweig, Arzt u. Reorganisator der dortigen Irrenanst. († 14. Sept. 1823).

1794 * Dr. J. M. **Leupoldt** zu Weissenstadt bei Bayreuth, Prof. in Erlangen, psych. Schriftsteller († 21. Aug. 1874).

1795 * Dr. M. H. **Romberg**, Prof. in Berlin, zu Meiningen. „Lehrbuch der Nervenkrankheiten, Berlin 1840—46." Verwerthete zuerst die Physiologie für die Nervenpathologie in ausgedehntester Weise († 16. Juni 1873).

1823 Eröffn. der Irrenabth. des Allgem. Krankenhauses zu **Hamburg** unt. Dr. Ritter.

1852 **Verordnung** in **Schlesien**, betr. die jährl. Darstellungen der Erfolge der Beaufsichtigung u. Leitung d. Irrenwesens, sowie der sanitätspolizeilichen Fürsorge f. die Gemüthskr.

1862 Eröffn. des „Western Pennsylvania Hospital" zu **Dixmont**, (nach Miss Dix genannt, welche das Land schenkte), Allegheny county, Penns., bei Pittsburg, Amer., unt. Dr. Jos. A. Reed f. 400 Kr. Terrain 394 Acres. Nach Dr. Kirkbride gebaut, 3 u. 4stöckig, 2,200,000 M.

1880 Bildung einer „nationalen **Gesellschaft** in **New-York** zum Schutze der Geisteskr. und zur Verhütung der Geisteskrankheiten".

12. 1785 * Dr. M. A. **Ristelhuber** zu Saverne, dir. Arzt der Irrenanst. zu Stephansfeld, Elsass († 3. Febr. 1865).

1829 Eröffn. der Versorgungsanst. zu **Colditz**, Kgr. Sachsen, unt. Dir. Dr. Ch. A. F. Hayner in einem als Landarbeitshaus 1506 erbauten Schlosse, mit 335 aus der Strafanst. Waldheim übergeführten Irren und 8 körperl. Kr. 1851 sämmtl. weibl. Kr. nach Schloss Hubertusburg. 1863 übernahm der ärztl. Dir. auch die Verwaltung. 1868 Gründ. der Colonie Zschadras, $^1/_2$ Stunde entfernt.

1873 † Dr. P. **Lamal** an Pleuropneumonie, Arzt der Irrenanst. zu Malines, Belg. (* 2. Dec. 1813).

13. 1795 * Dr. Ullysse **Trélat**, zu Montargis (Loire), Frankr., Arzt an der Salpêtrière, Minist. der provisor. Regierung 1848. Psych. Schriftsteller († 29. Jan. 1879).

1846 Decret, dass zu **Madrid** eine Muster-Irrenanstalt errichtet werde. Vergeblich.

1872 † Dr. **Bernhardi** an Brustentzündung, emer. Dir. der Prov.-Irrenanst. zu Allenberg, Ostpr. (* 14. März 1804).

1884 Eröffn. des neuen Irrenfrauenhauses zu **Bremen** unter Dir. Dr. Scholz.

1875 Eröffn. der Privatirrenpflegeanst. in **Paterswalde**, Kreis Wehlen, vom Gutsbes. Richert mit 12 Betten für Frauen.

1886 Einricht. einer Schule in **Coeln** für geistig zurückgebliebene Kinder, die aus den verschied. Schulen durch Dr. Laudahn ausgewählt wurden. In 3 Kl. 72 Kinder. 1888 eine 4. Kl. für 28 Kinder.

14\. 1805 * Dr. J. F. H. **Albers** zu Dorsten bei Wesel, Rheinpr., Prof. in Bonn, psych. Schriftsteller († 11. Mai 1867).

1814 Eröffn. der Irrenanst. **Marsberg**, Westph., als Heilanst. in einem Kloster unt. Dr. W. Ruër.

1831 † Dr. G. W. Fr. **Hegel** an der Cholera, Prof. der Philosophie in Berlin (* 27. Aug. 1770).

1836 † Dr. Gr. D. **Yeats** zu Tunbridge, Wells, Arzt der Irrenanst. in Bedford, med. Schriftsteller (* 1773 zu Florida).

1848 Decret der Regierung, die Militairschule im Bezirk Rilhafolles in **Lissabon** zu einer Irrenanst. einzurichten. In der Stadt für 300 Kr., darunter 58 Criminal-Irre. Jetzt Dr. D. Senna.

1880 Gründ. der **Dick**-Stiftung des Pfälzischen Hilfsvereines für Geisteskr. in **Klingenmünster.**

15\. 1741 * J. K. **Lavater** zu Zürich, Schweiz, „Physiogn. Fragmente 1772." († 2. Jan. 1801).

1787 * Dr. J. **Ennemoser** zu Schönau in Tyrol, extremer Anhänger des thierischen Magnetismus in Deutschland, Prof. in Bonn († 19. Sept. 1854).

1855 Eröffn. des Asyles für **Idioten** zu **Laforce,** Frankr., durch Pfarrer Bost.

Eröffn. der Idiotenanst. „Gambe Bakehus" bei **Kopenhagen,** der ersten in Dänemark, mit 4 Zögl. durch Dr. J. R. Hübertz mit freien Beiträgen. 5. Juli 1859 Grundstein zum Neubau, fertig 1860. 1881 116 Zögl. (cf. 1. Nov.)

1863 Eröffn. der neuerbauten Irrenanst. zu **Bailleul,** Dép. Nord, Frankr.

1875 Eröffn. des „Napa State Asylum for the Insane“, bei **Napa City**, Calif., Amer., unt. Dir. Dr. E. T. Wilkins, ursprünglich für 640 Kr. bestimmt. 1886 — 1174 Kr.

1879 Eröffn. der königl. kroatischen Landesirrenanst. **Stenjevec** bei Agram unt. Dir. Dr. J. Rohazek für 250 Kr. Neubau in Pavillons.

1880 Es **brannte** die Irrenanst. St. Peter zu **Minnesota**, N.-Y., ab. 30—40 Kr. kamen theils durch Feuer, theils durch grosse Kälte um.

16. 1715 * Dr. John **Monro** zu Greenwich, von 1752—1791 Arzt in Bethlem, London. Psych. Schriftsteller. († 27. Dec. 1791).

17. 1820 Eröffn. der neuen adaptirten Irrenanst. zu **Gotha** mit 19 Kr. für 19,280 Th. unter Dr. Dort mit 300 Th. Gehalt. Täglicher Besuch des Arztes. Vorher waren die Irren seit 6. Jan. 1814 im Waisen- u. Zuchthause. „In welcher aberwitzige, blödsinnige, alberne u. dergl. miserable Personen“ aufgenommen werden sollen. Bis 1785 war kein Wärter für sie da, seitdem ein verheiratheter Wärter.

1852 † Dr. A. von **Eschenmayer** zu Kirchhein, Prof. in Tübingen, Württ. (* 4. Juli 1768).

1870 Concession der Israelitischen Heil- und Pflegeanst. für Nerven- u. Gemüthskr. zu **Sayn**, Rheinpr., durch M. Jacoby mit 130 Betten.

1871 Einrichtung des **Niederländischen Vereines** für Psychiatrie unt. Präs. Dr. J. N. Ramaer.

1873 Eröffn. der Irrenanst. St. **Urban** bei Langenthal, Canton Luzern, Schweiz, unt. Dir. Dr. Wille für 200 Kr. in einem Kloster mit 160 Acres, für Bau u. Terrain 1,330,000 Frcs. u. Einrichtungen 100,000 Frcs.

1887 † Dr. Gust. Th. **Fechner**, Prof. der Physik zu Leipzig, führte den Namen „Psychophysik“ ein und war bedeutendster Forscher derselben. Zuerst Mediciner, dann Physiker. Auch humoristischer Schriftsteller (* 19. Apr. 1801).

18. 1828 * Johanna **Nathusius** zu Althaldensleben. Erbauerin einer der ersten Idiotenanst. in Deutschland. „Elisabethstift“ zu Neinstedt im Harz († 28. Mai 1885).

1851 Ein Königl. **Befehl** ordnet in **Belgien** eine höhere Commission für die Inspection der Irrenanst. an.

1855 Eröffn. der Irrenanst. **Waldau**, Canton Bern, Schweiz, unt. Dir. Dr. Tribolet. 130 Acres, 820,000 M. für 300 Kr.

1864 Eröffn. der Irrenheilanst. **Friedrichsberg** bei Hamburg unt. Dir. Dr. L. **Meyer** durch **Aufnahme** der Kr. aus dem Allgem. Krankenhause. 2,000,000 M., 28 Morgen für 970 Kr.

1869 Concession der Irrenheil- u. Pflegeanst. der Alexianerbrüder zu **Neuss**, Rheinprov., mit 100 Betten. Als Pflegeanst. 1490 errichtet.

1873 † Dr. Joh. **Jaques**, seit 40 J. dirig. Arzt der Irrenanst. zu Anvers, Belg. (* 10. Mai 1810).

1880 Eröffn. des „State Asylum for the insane“ bei **Buffalo**, N. Y. Amer., 3stöckig, mit 213 Acres, 5,200,000 M. für 600 Kr. unt. Dir. Dr. J. B. Andrews. Die Unheilbaren kommen nach der Anst. zu Willard.

1881 Grosse **Feuersbrunst** in der **Ohio**-Idioten-Anstalt.

Eröffn. der städt. Idiotenanst. zu **Dalldorf** bei Berlin unt. Inspector Pieper. Neubau f. 100 Zöglinge. 1. Oct. 1888 neuer Pavillion für die weibl. Idioten.

1886 † Dr. Franc. **Pignocco**, emer. Arzt der Irrenanst. in Palermo u. Prof. der Psychiatrie (* . . . . .).

19. 1794 * Dr. Felix **Voisin** zu Le Mans, gründete 1821 mit Falret die Privatanst. zu Vanves, wurde 1831 Arzt am Bicêtre. Anwendung des Gall'schen Systems auf Psychosen († 23. Nov. 1872).

1818 **Cabinets-Ordre** in **Berlin** (auf Langermann's Vorschlag), wonach der Abth. der Irren in der Charité eine von dem Gebäude und der Verwaltung der Charité völlig abgesonderte Anst. angewiesen wurde. Sie solle nach besonderer Instruction geleitet und verwaltet werden. Eine Landfläche bei Cöpenick wurde gekauft, aber wegen Höhe der Baukosten nicht dazu benutzt.

1841 Eröffn. der Irren-Siechenanst. zu **Geseke**, Westph., mit 200 Betten.

1855 † Dr. Th. Romeyn **Beck** zu Fairfield, N. Y., Prof. der gerichtl. Medicin daselbst, Hersg. des „Amer. J. of Ins.“ nach Dr. Brigham's Tode (* 11. Aug. 1791).

1858 Ein **Decret** verordnet die Einrichtung einer Infirmerie in der Irren-Colonie **Gheel**, einer Oase in der sandigen Campine, südöstl. von Antwerpen, Belg. 1859 erbaut, 1861 erweitert. Kosten 280,000 M., mit $7^1/_2$ Acres.

1868 Zerstörung der Irrenanst. zu **Cleveland**, N. Y., Amer., durch **Feuer**, wobei 6 verbrannten.

1876 Eröffn. der neuerbauten Irrenstation der Strafanst. **Waldheim**, Kgr. Sachsen, unt. Dr. Knecht.

† Dr. Wm. Maclay **Awl** nach mehrjähr. Leiden, Dir. der Irrenanst. zu Columbus, Ohio, Amer. (* 24. Mai 1799).

20. 1774 First Lunacy **Act** in **England**.

1834 * Dr. A. Th. **Saelan**, Prof., Dir. der Irrenanst. zu Lappvik bei Helsingfors (am 30. Dec. 1868 ernannt).

1844 * Dr. Oscar **Berger** zu Münsterberg, Prof. an der Univers. Breslau. Neuropatholog († 19. Juli 1885).

1875 Eröffn. der Heil- u. Pflegeanst. für die Irren des Canton Freiburg zu **Marsens**, Schweiz, mit 125 Betten unt. Dr. Girard de Cailleux. 170 Acres, 800,000 M. Jetzt 350 Kr.

21. 1675 † Dr. Thomas **Willis** zu London, Prof. „Anat. u. Phys. d. Gehirns. 1664“ „Pathol. cerebr. 1668.“ (*6. Febr. 1622.)

1880 † Dr. W. **Lauder-Lindsay** zu Edinburgh, ärztl. Dir. der Irrenanst. Murray bei Perth, Schottl., von 1854—79, eifriger Bekämpfer des Non-restraint u. psych. Schriftst. (* 1830 in Edinburgh).

1881 † Dr. W. P. **Phillimore**, seit 1855 ärztl. Dir. des County Asylum Nottingham, 60 J. alt.

22. 1809 * Dr. B. A. **Morel**, 1848 Dir. der Anst. Maréville, 1856 Dir. des Asyles St. Yon, Frankr. († 30. März 1873).

1813 † Dr. J. Ch. Fr. **Reil** am Fleck-Typhus in Halle, Prof. „Rhapsodien üb. d. Anwendung der psych. Curmethode auf Geisteszerrüttungen. 1803.“ (* 28. Febr. 1759.)

1862 Inauguration der Statue **Esquirol's** im Vorhofe von Charenton bei Paris.

1876 † Dr. L. A. **Evrart** zu Cheuvreuse, Honorar-Dir. der Irrenanst. St. Robert, Frankr. (* 1797 zu Paris).

1884 † Dr. Louis **Couty** in Rio-de-Janeiro an Herzkrankheit, Prof., Neurophysiologe, 34 Jahre alt. „Etude clinique sur les anesthésies et hyperesthésies d'origine mésocéphalique. 1878.“ „Les terminaisons des nerfs dans la peau. 1878.“ „Sur les lésions cérébrales du cerveau.“ „Le cerveau moteur.“

1886 **Feuer** in der Kreisirrenanst. zu **Kaufbeuern**, Bayern, in der Abth. f. Unheilbare. Nur Nebengebäude zu retten. Grosse Wassersnoth. Niemand verunglückt.

23. 1818 Eröffn. des „West Riding Asylum“ bei **Wakefield**, Yorkshire, Engl., für 300 Kr., unt. Dr. W. Ch. Ellis. 3stöckig, 20 Acres. Jetzt 1410 Kr.

1863 Die Irrenanst. zu **Montreuil-sous-Laon**, Frankreich, wird durch **Feuer** zerstört. 6 Frauen verbrennen. Ein Kr., auf Bitten der Eltern den Tag vorher von mech. restraint befreit, stahl eine Kerze und zündete sein Bett Nachts an.

1872 † Dr. Felix **Voisin** zu Vanves, Arzt an Bicêtre, und mit Dr. J. P. Falret 1821 Begründer der Privatanst. zu Vanves bei Paris. Lieblingsschüler von Esquirol. Psychiatr. Schriftsteller (* 19. Nov. 1794).

1882 **Feuer** in der Irrenanst. **Ville-Evrart** bei Paris. Ein Kr. mit Selbstmordsucht schlich sich auf den Boden, zündete einen Haufen Stroh an und warf sich mitten in die Gluth. Er verbrannte und mit ihm der Dachstuhl.

24. 1632 * Baruch **Spinoza** zu Amsterdam, Holl., Philosoph. „De intellectus emendatione. 1678“ († 20. Febr. 1677).

1808 * Dr. R. **Boyd**, Dir. der Privatirrenanst. Southall-Park bei London († 14. Aug. 1883 beim Brande seiner Anstalt).

1826 Eröffnung der Irrenpflegeanst. zu **Düsseldorf**, Rheinpr. unt. Dr. Bournye, für 40 Kr., begonnen mit 13 Kr., die Zahl 40 war erst nach 3 J. erreicht. Jetzt 550 Betten.

25. 1709 **Cabinetsordre** des Königs Friedr. I in **Preussen**, wonach die Irren Berlins in das neugebaute Dorotheenhospital gebracht wurden. Hier blieben sie bis 1728, um das für ihre Aufnahme eingerichtete Irren- u. Arbeitshaus in der Krausenstr. zu beziehen.

1801 * M. G. **Moroy** zu Arc en **Barrois**, Dir. der Irrenanst. zu Montdevergaes, Frankr. († 12. Juni 1865).

1813 * Dr. F. A. H. **Voppel** in Dresden, emer. Dir. der Irrenpflegeanst. zu Colditz und Gründer der Colonie Zschadras, Kgr. Sachsen († 19. Dec. 1885).

1814 * Dr. H. **Dick** zu Speyer, Dir. der Kreisirrenanst. Klingenmünster, Bayern († 22. Febr. 1880).

1818 * Dr. J. H. **Peters** zu Kopenhagen, Dir. der Irrenanst. bei Vordingborg, Dänem., von 1857—67.

1825 * Dr. Jos. **Czermak** zu Prag, Prof. der Psychiatrie zu Graz. Vorher Dir. der Irrenanst. zu Brünn, Mähren († 23. Juli 1872).

1838 Eröffn. des „Ohio Lunatic Asylum" zu **Columbus**, Amer., unt. Dir. Dr. Fitch. 1845 unt. Dr. W. Awel 146 Kr.

1848 Es wird die Errichtung der General-Inspectoren über das Irrenwesen in **Frankreich** geschaffen.

1881 † Dr. **Briquet** zu Paris, Prof. „Traité clinique et thérapeutique de l'hystérie. 1856."

1882 † Dr. Luigi **Mongeri** zu Constantinopel, Dir. u. Reorganisator der Irrenanst. „Solimanié" in Scutari mit Hülfe des ihm befreundeten Sultans, von dem er einen Verwandten behandelt hatte. Mitbegründer der „Academia Imperiale di Medicina", u. der „Gazetta medica d'Oriente", arbeitete das Gesetz über die Türkischen Irren u. Irrenanst. 1877 aus (* 1815 zu Mailand).

1884 Dr. Murray **Lindsay**, ärztl. Dir. des **Derby** County Asylum zu Mickleover, in der Tischlerwerkstätte von einem Kr., der 12 J. lang im Asyle als harmlos galt, durch einen Meissel in der linken Leistengegend, in der Bauchwand und Herzgegend lautlos durchstochen. Zum Glück nicht tödtlich. Der Kr. liess sich ruhig fortführen u. bedauerte das Misslingen des Versuches.

1887 Errichtung eines **Trinker-Asyles** in der Arbeiter-Colonie zu **Wilhelmsdorf** i. Westph. unt. Pastor v. Bodelschwingh.

26. 1813 Ein Regierungs**decret** in Wien bestimmt für **Oesterreich** die Bedingungen, unt. welchen Privatirrenanst. errichtet und geleitet werden dürfen.

1871 † Dr. K. **Graeser** am Zungenkrebs. Dir. der Irrenanst. Eichberg, Nassau (* 15. Apr. 1819).

1879 † Dr. C. W. **Gehewe** am Typhus, Dir. der Irrenanst. Alexandershöhe bei Riga, Russl. (* 16. Aug. 1826).

27\. 1773 * Dr. Albr. **Math. Vering** zu Münster, Dir. einer Privatirrenanst. zu Liesborn. Psych. Schriftst. († 9. Juni 1829).

1787 * Dr. Andrew **Reed**, Gründer der Idiotenanst. zu Earlswood († 25. Febr. 1862).

1879 Eröffn. eines Asyles für **Trunkfällige** aus gebildeten Ständen in **Lintorf**, Krs. Düsseldorf, „Kuranst. Siloah", durch die Diakonenanst. zu Duisburg unt. Pastor Hirsch.

28\. 1867 † Dr. Jos. **Dumont** in Angers, Frankr., Prof. daselbst. Psych. Schriftsteller (* 9. Aug. 1797 in Angers).

1873 Modification des **Irrengesetzes** in **Belgien** vom 18. Juni 1850.

1882 Gründ. eines **Schutzvereines** für genesene Irre in **England** unt. Lord Shaftesbury.

29\. 1861 Eröffn. der Irrenanst. **Conradsberg** bei Stockholm, Schweden, unt. Dir. Dr. Oehrstroem. 60 Acres für 265 Kr. 834,000 M.

Schluss der alten Irrenanst. **Stockholms**, Schweden, „Danwiks Tollhaus", nach 310j. Wirksamkeit.

1881 † Dr. Thomas **Green**, ärztl. Dir. des Birmingham Borough Lunatic Asylum, 81 J. alt.

1886 † Dr. John P. **Gray**, seit 1853 Dir. der Staatsirrenanst. zu Michigan, seit 1854 der Irrenanst. zu Utica. Hptred. des Amer. J. of Ins. seit 1874, 1882 durch einen Irren verwundet, seitdem kränkelnd (* 6. Aug. 1825).

30\. 1847 Eröffn. des „Butler Hospital for the Insane" bei **Providence**, Rhode Island, unt. Dr. Ray für 180 Kr. 9 Blocks, 2 u. 3stöckig, 150 Acres. Jetzt Dir. Dr. W. Lawyer.

December.

1\. 1812 * Dr. E. J. B. **Dumesnil** zu Coutances (Manche), nacheinander Chefarzt u. Dir. der Irrenanst. der Haute-Marne 1847, Côte-d'Or 1850, Seine-Inférieure 1852, Quatre-Mares bei Rouen, Generalinspect. der Irrenanst. in Frankr. seit 1872 († 24. Oct. 1884).

1829 Eröffn. des Asyles von **Lafont** bei Rochelle, Frankr., unt. Dr. Fromentin-Dupeux.

1850 **Feuer** in „**Maine** Insane Hosp.", Amer., Nachts um 3 Uhr im Raume der Luftheizung; 2 Flügel der Männerabth. zerstört. 27 Kr. u. 1 Wärter verbrannten.

1857 Eröffn. d. Irrenabth. d. Fürst-Karls-Landesspitales in **Sigmaringen,** Deutschl., unt. Dr. Schwartz. 2 1/2 Acres für 70 Kr.

1862 Dr. **Puckett** zu Sulton wurde, als er einen Irren zur Irrenanst. begleiten wollte, auf der Strasse durch einen Stich in den Kopf getödtet.

1865 Eröffn. der Irrenanst. zu **Königslutter,** Braunschw., unt. Dir. Dr. Hasse. Neubau für 300 Kr. 1858 durch die Stände beschlossen.

Auflösung des „St. Alexiushauses" in **Braunschweig.**

1868 † Dr. Otto **Humann,** seit 1863 Ass.-Arzt der Irrenanst. zu Colditz, an Suicid in Folge von Melancholie.

1872 Eröffn. der steyermärk. Irrenanst. zu **Feldhof** bei Graz unt. Dir. Dr. R. von Krafft-Ebing. Neubau für 500 Kr. mit 1,000,000 M., 50 Acres.

1874 Eröffn. der neuerbauten Irrenpflege- und Siechenanst. zu **Hochweitzschen,** Kgr. Sachsen, für 200 M. und 80 Fr., mit 765,000 M. Baukosten u. 26 Mrg. Terrain unt. Dr. Max Huppert († an Geistesstörung in Sonnenstein).

1876 „Quarterly J. of. **Inebriety**", Organ der Amer. Assoc. for the cure of Inebriates, unt. F. D. Crothers u. Dr. Bighamton.

Eröffn. der neuerbauten Pflegeanst. zu **Erlangen,** zugefügt der als Kreisanst. 1846 im Neubau bezogenen Irrenanst., unt. Prof. Dir. Dr. F. W. Hagen. Jan. 1877 wurden noch 2 Pavillons zugefügt. Der ganze Bau war erst 1880 vollendet.

Eröffn. der Irrenanst. zu **Voghera**, Pavia, Ital., unt. Dir. Dr. Tamburini für 300 Kr. 13 Acres, 1,200,000 M. Jetzt 500 Kr. unt. Dir. Dr. Raggi.

1878 Eröffn. der Idiotenanst. zu **Malmöhus**, Schweden, für 25 Kinder.

Eröffn. der psychiatrischen **Klinik** an der Universität **Palermo**, obligatorisch für das 6. Studienjahr, unt. Prof. Dr. Salemi Pace.

Eröffn. der „New-York City Branch Lunatic Asylum" zu **Harts Island**, N.-Y., Amer., unt. Dir. Dr. Andrew Egan für 434 Fr.

1879 Eröffn. von „Prince Edwards Island Hosp. for Insane" bei **Charlottetown**, P. E. Island, Brit. Prov., Amer., unt. Dir. Dr. E. S. Blanchard f. 200 Kr. 45 Acres, 400,000 M.

Eröffn. der „St. Vincent's Retreat for the Insane" zu **Harrison**, N.-Y., Amer., unt. Dr. H. E. Schmid. Kathol. Institut für 40 Fr.

1882 Eröffn. des „Oxford Retreat" zu **Oxford**, Ohio, Amer., unt. Dir. Dr. A. Morse für 80 Kr.

Eröffn. der Aufnahmeanst. (Irrenheilanst.) neben dem Provinziallazarethe in S. **Michel**, Finnl.

2\. 1763 * Dr. Al. **Crichton** zu Edinburgh. „Inquiry into the nature and origin of mental derangement. Lond. 2 Ed. 1795." († 4. Juni 1856.)

1813 * Dr. Pierre **Lamal** in Campenhout (Brabant), Mitbegründer der Soc. de méd. ment. de Belgique, zuletzt Arzt des hospice des aliénés in Malines unt. Alexianerbrüdern († 12. Nov. 1873).

1822 In **Schweden** richtet die Gesellsch. des königl. Seraph.-Ordens, mit der Verwaltung der öffentl. Hospitäler betraut, die Aufmerksamkeit des Königs auf den beklagenswerthen Zustand der Irrenanst. Von da an Bestrebungen zu Verbesserungen.

1851 Eröffn. des „County Asylum" zu **Abergavenny** für die Grafsch. Monmouth, Brecon und Radnor, Engl., unt. Dir. Dr. Allen; 80,000 L., 202 Acres. Jetzt 840 Kr. unt. Dr. J. Glendenning.

1886 Eröffn. der psych. **Klinik** an der Irrenanst. zu **Kasan** unt. Prof. Dr. Bechterew.

3. 1798 Durch Kgl. **Cabinetsordre** wird in **Berlin** bestimmt, dass die Irren in der Charité **versuchsweise** aufgenommen werden, um wenn möglich die Anlage eines besonderen Irrenhauses zu vermeiden.

3./5. 1811 Herz. **Nassauisches** Edikt, wonach mit Eröffn. des Irrenhauses in den Gebäuden der vormaligen Abtei Schoenau der längere Aufenthalt wahnsinniger Personen in den Zuchthäusern und Kriminalgefängnissen unstatthaft sei. Es wird der Heilung dieser Kr. gedacht.

1873 Eröffn. der Unterrichts- u. Erziehungsanst. für geistig zurückgebliebene Kinder zu Neustadt-**Dresden** unter Dir. Schroeter.

1876 † Dr. C. Alph. **Vedie**, ärztl. Dir. der Irrenanst. zu Alençon, Frankr. (* 20. Aug. 1816).

4. 1811 * Dr. J. **Stolz**, Dir. der Irrenanst. zu Hall, Tyrol. Psych. Schriftsteller († 8. Febr. 1878).

1864 † Dr. A. **Janikowski**, Prof. der gerichtl. Med. u. Psych. zu Warschau (* 2. Nov. 1799).

1879 Eröffn. des „Illinois Eastern Hospital for the Insane" zu **Kankakee**, Illin., Amer., mit 12 Gebäuden, darin je 25 Kr., 317 Acres unt. Dir. Dr. R. S. Dewey. Jetzt 1500 Kr.

5. 1797 * Dr. J. J. **Sauveur** zu Lièges, Belg., Generalinsp. des Civil-Sanitätsdienstes († 19. Dec. 1862).

1811 Erste Anregung der Errichtung einer Irrenanst. in dem aufgehobenen Kloster zu **Marsberg**, Westph., durch den Kirchen- u. Schulrath zu Arnsberg.

1863 † Dr. Paolo **Calvi** durch Platzen eines Aortenaneurysma, 52 J. alt, Arzt an der Prov.-Irrenanst. Astino, Ital., eifriger Mitarbeiter der „Append. psychiatrica".

1867 † Dr. J. P. **Flourens**, Prof. zu Paris. „Rech. expérim. sur les propriétés et les fonctions du système nerveux dans les animaux vertébrés. 2. Ausg. Paris 1842." (* 24. Apr. 1794.)

1879 † Dr. **Combes**, ärztl. Dir. der Irrenanst. St. **Gemmes**, Maine et Loire, Frankr., 48 J. alt.

6. 1822 † W. **Tuke** an Apoplexie. Gründer des retreat bei York (* 24. Jan. 1732).

1866 † Dr. Casimir **Pinel** zu Neuilly-sur-Seine nach langem Leiden; Neffe Ph. Pinel's. Dir. d. Privatasyles im Schlosse St. James.

1868 Eröffn. der Irrenanst. **Leopoldshalde** bei Ofen, Ungarn, unt. Dir. Dr. Schnirch.

1879 Der **Generalrath** der Seine beschliesst die Errichtung einer Irrenanst. zu **Villejuif** bei Paris und bewilligt nach und nach dazu 1,431,757 Frcs.

7. 1792 * Dr. J. G. **Müller** zu Meckesheim bei Heidelberg, von 1826—59 Dir. der Heil- u. Pflegeanst. zu Pforzheim, Baden († 12. März 1866).

1848 † Dr. A. L. **Wigan** zu London. „Duality of the mind."

1875 **Uebereinkommen Oesterreich-Ungarns** und der **Schweiz**, die jedem Staate zukommenden Irren zu verpflegen.

1882 † Dr. Fr. **Köstl** zu Graz, Prof. u. emer. Dir. der Irrenanst. in Prag, Böhmen, 71 J. alt.

8. 1804 Dr. E. G. **Glawnig** an der Irrenanst. zu Brieg bittet, „ein Irrenhaus auf dem platten Lande zu **ländlichen** Arbeiten anzulegen".

1849 * Dr. Ad. **Freusberg** zu Geseke i. Westph., Dir. d. öffentl. Irrenanst. zu Saargemünd und der Privatanst. zu Bonn († 27. März 1888).

9. 1853 Eröffn. des „Hospital de las Cinco Llagas" zu **Sevilla**, Prov. Sevilla, Span., Prov.-Anst. f. 73 Kr. (45 M., 28 Fr.).

1865 Beschluss der Stände der **Rheinprovinz**, 5 neue Heil- u. Pflegeanst. zu erbauen, eine für je einen Regierungsbezirk.

1879 Das Frauen-Isolirgebäude in der Prov.-Irrenanst. zu **Andernach**, Rheinpr., brannte ab. Strenge Kälte hinderte die Löschung. Niemand verunglückt.

10. 1862 Eröffn. der „Casa de dementes" zu **Cadiz**, Prov. Cadiz, Span., Prov.-Anst. für 169 Kr. (96 M., 73 Fr.).

1868 † Dr. K. F. **Kern** an Apoplexie, Dir. u. Gründ. d. Priv.-Idiotenanst. in Möckern bei Leipzig (* 7. Juni 1814).

1875 Eröffn. des „Zürcher **Hilfsvereines** für Geisteskr. in **Riesbach**", Canton Zürich, Schweiz, unt. Dir. Prof. Dr. Ed. Hitzig.

1885 † Dr. Enea **Bettini**, Vice-Dir. der Prov.-Irrenanst. in Ferrara, wegen Krankh. Sept. 1885 emer. (* 12. Juli 1834).

11. 1712 * Dr. William **Cullen** in England. „Vorles. üb. d. Nervenkrankh. Aus Engl. 1794." († 5. Febr. 1790.)

1884 Frau W. A. **Morosowa** in Moskau schenkt ein Grundstück von 14,000 Quadrat-Klaftern mit grossem u. altem Park der Universität zur Errichtung einer psych. Klinik in d. Nähe der übrigen Kliniken und verpflichtet sich, dieselbe mit allem Zubehör wie auch die innere Einrichtung ganz aus eigenen Mitteln zu bestreiten, nachdem ihr verstorbener Mann schon 150,000 R. dazu testamentarisch vermacht hatte. Namen: „Morosowa'sche Klinik" für 50 Kr. mit ½ Mill. R. Baukosten. Eröffnet 7./19. Jan. 1887.

12. 1748 Verordnung in **Braunschweig**, dass im neuen „Werk- u. Pflegehause" im „St. Alexiushause", der Irrenanst. des Landes (ca. d. Hälfte der Irren) die Aufnahme denen verweigert werden solle, welche nach nochmaliger eidlicher Vermahnung eingestehen würden, dass sie bereits unter des Strafrichters Händen gewesen und eine unehrliche Strafe erlitten hätten.

1777 † Dr. Alb. v. **Haller** zu Bern an Blasenleiden, Prof. der Physiologie (* 8. Oct. 1708).

1821 * Dr. R. **Leubuscher** zu Breslau, Prof. zu Berlin. Psych. Schriftsteller († 22. Oct. 1861).

1836 Eröffn. des „Asylum for the Insane" zu **Brattleboro**, Verm., Amer., unt. Dir. Dr. W. H. Rockwell für 400 Kr. 1200 Acres, 1,400,000 M., 3stöckig.

1840 † Dr. J. E. Dom. **Esquirol** an einer Lungenentzündung, Prof. in Paris. 1810 Nachfolger von Ph. Pinel als Arzt an d. Salpêtrière, 1817 psychiat. Curse beginnend, 1826 Chef-Arzt der Anst. St. Maurice zu Charenton (* 4. Jan. 1772).

1848 Eröffn. von „Prov. Lunatic Asylum (Lancaster)" zu St. **John**, N. B., Brit. Prov. New Brunswick, Amer., f. 300 Kr. Dir. Dr. J. T. Steeves, 40 Acres, 40,000 L.

1863 † Dr. J. B. H. Th. **Archambault** zu Paris, 1840 Arzt am Bicêtre, dann Dir. der Irrenanst. zu Maréville, v. 1850 an Chef-Arzt in Charenton (* 19. Febr. 1806).

1879 Eröffn. des „Matley Hill Sanatorium" zu St. **Denis,** Maryland, Amer., unt. Dr. J. S. Conrad für 24 Kr.

13\. 1810 Antrag des Prof. Reil bei dem Preuss. Ministerium, bei der Organisation der Univers. **Berlin** einen **Lehrstuhl** f. Psychiatrie u. eine psychiatr. **Klinik** einzurichten. (Ministerialacten.)

1866 † Dr. K. H. **Rösch** zu St. Louis, 58 J. alt, früher Oberamtsarzt in Urach, Württ., fruchtbarer Schriftsteller, besonders über Cretinismus u. abusus spirit.

1871 Eröffn. des „New York City Asylum for the Insane" zu **Ward's Island,** N. Y., Amer., unt. Dir. Dr. A. E. Macdonald f. 1200 M. 3stöckig. Ursprünglich 200,000 L., 100 Acres. Die Frauen sind auf Blackwell's Island.

1877 Eröffn. von „Cromwell Hall" zu **Cromwell,** Connect., Amer., unt. Dir. Dr. W. B. Hallock f. 18 Kr.

1881 Eröffn. der Erziehungsanst. „Mariahilf" zu Tilbeck bei **Havixbeck,** Reg.-Bez. Münster, für 200 **epil.** Kinder u. Erwachsene unt. Prof. Funcke.

14\. 1716 † Dr. W. G. **Leibnitz** in Hannover, Prof. d. Philosophie. Monadentheorie, Centralmonade die Seele (* 6. Juli 1646).

1797 * Dr. E. **Huschke** zu Weimar, Prof. in Jena. „Schädel, Hirn und Seele des Menschen und der Thiere. 1854." († 19. Juni 1858).

1817 * Dr. F. E. **Maeder,** Dir. des „Genesungshauses" zu Roda, Sachsen-Altenb. († 14. Aug. 1886).

1864 Eröffn. der neuerbauten Irrenanst. zu **Waugeat,** Dép. Vienne (Haut), Frankr., mit 392 Betten. Pavillonform u. 14 Hect.

1880 † Dr. G. **Brandes** zu Hannover, psych. Schriftsteller, verdient um die Reorganisation des Irrenwesens in Hannover (* 21. Sept. 1821).

15\. 1871 50j. Doctor-Jub. C. **Flemming's** in Schwerin, Meckl.

1872 Eröffn. des **Vereines** der Irrenärzte **Schlesiens** in Breslau unt. Prof. Dr. H. Neumann. Von 1886 an Verein ostdeutscher Irrenärzte.

1887 † Dr. Ach. **Foville** in Paris unerwartet an Erschöpfung in seinem Beruf. 1859 Hilfsarzt in Quatre-Mâres, 1860 Chefarzt in Maréville, 1861 Dir. des Asyles in Dôle, 1863 in Châlons-sur-**Marne**, 1866 Hilfsarzt in Charenton, wo sein Vater Nachfolger Esquirol's gewesen, 1872 Dir. zu Quatre-Mâres. 1880 Generalinspector der Irrenanst. in Frankr., 1881 ein Dir. der Ann. méd. psych. Psych. Schriftsteller (* 25. März 1831).

16. 1862 Eröffn. der neuerbauten Männerabth. in der reorganisirten Irrenanst. zu **Sorau**, Prov. Brandenb., unt. Dir. Dr. C. Karuth.

1877 „La société française de **tempérance**, Association contre l'abus des boissons alcooliques“ zu **Paris**, unt. Präs. Edouard Laboulaye beschlossen.

17. 1493 * Dr. Th. **Paracelsus**, gen. Bombastus ab Hohenheim, zu Maria Einsiedeln, Canton Schwyz († 24. Sept. 1541).

1794 * Dr. G. M. **Martini** in Pirna, emer. Dir. der Irrenheilanst. Leubus, Schlesien. Nachkomme mütterl. Seite von Ph. Melanchthon. Statistiker († 11. Juli 1875).

1813 * Dr. J. F. **Bulckens** zu Malines, dirig. Arzt der Irrencolonie Gheel, Belg. († 23. Oct. 1876).

1853 Gründ. des neugebauten Asyles **Schweizerhof** bei Berlin durch Dir. Dr. H. Laehr für Psychisch-Kr. weibl. Geschlechts. 1887 hinzugefügt Abtheilungen f. nervenkr. Frauen. 100 Kr. 366 Morgen Terrain.

1854 † Dr. **Berndt**, Prof., Dir. der Irrenanst. zu Greifswald, Pom., 64 J. alt. Psychiat. Klinik seit 1834.

1864 † Dr. J. W. **Ruër** zu Hamm, fr. Dir. der Irrenanst. Marsberg, Westph. Psych. Schriftsteller (* 30. Mai 1784).

1873 Eröffn. der Irrenheil- u. Pflegeanst. „St. Josephshaus“ zu **Hausen**, Gem. Remscheid, Kreis Neuwied, durch Lorenz Kröll, gen. Bruder Joseph, für 75 männl. Irre.

1879 † Dr. H. **Selmer** an Phthisis, Dir. der Irrenanst. zu Aarhuus, Dänem., von 1852—78 (* 18. März 1814).

1883 † Dr. Thomas S. **Kirkbride** nach recidivirender Pneumonie, Dir. der Irrenanst. zu Philadelphia, Amer., seit 1. Jan. 1841 Dir. bis zu seinem Tode, Mitbegründer des Vereines der amerik. Irrenärzte (* 31. Juli 1809).

18. 1812 * Dr. J. H. **Borrel** zu Colombier, Dir. der Irrenanst. zu Préfargier, Schweiz († 23. Febr. 1873).

1839 Art. 7 u. 10 der **Ordonnanz** in **Frankreich** verordnen, dass die Directoren u. Chefärzte der Irrenanst. in ihnen wohnen.

19. 1860 Der Staatsrath in **Lausanne**, Schweiz, erlässt ein **Reglement** für Irrenanst. im Canton Vaud und am 4. Juli 1862 über die Aufnahmebedingungen.

1862 † Dr. D. J. J. **Sauveur** zu Brüssel, General-Inspect. des Civil-Sanitätsdienstes in Belgien (* 5. Dec. 1797).

1867 † Dr. **Fromentin-Dupeux**, Dir. der Irrenanst. von Lafont bei Rochelle, Frankr., 81 J. alt. Seit 1829 Director.

1880 Eröffn. der „Société française de **tempérance**“ in **Paris**, Frankr.

1885 † Dr. F. A. H. **Voppel** zu Nossen bei Leipzig an Herzlähmung, seit 1879 emer. Dir. der Landesanst. zu Colditz (* 25. Nov. 1813).

Feuer in der Zürcher kantonalen Irrenanst. **Burghölzli** Mittags. Ein brennender Cigarrenstummel hatte den Staub hinter der unteren Vergitterung des Dampfofens angebrannt, und die Verkohlung des Holzbodens setzte sich fort, bis der Fussboden durchgebrannt war. Bald gelöscht.

20. 1811 * Dr. C. B. **Reichert** in Rastenberg in Pr., Prof. d. Anat. und Physiol. „Ueber Bau und Entwicklung des Gehirns. 1859.“ († 21. Dec. 1883.)

1814 Durch Ministerial-**Decret** wird die Anst. zu **Maréville** bei Nancy (altes Gebäude von 1714), für die Irren der Dép. la Meurthe, Ard., Haute-Marne, Meuse, Vosges, Moselle, Bas-Rhin und Doubs bestimmt unt. Dir. M. Gillet. 100 Acres. Neue Pavillons für 1700 Kr.

1864 Eröffn. von **Burntwood** Asylum, Lichfield, County Stafford, Engl., unt. Dir. Dr. R. Alex. Davis, 1880 ins Privatleben zurückgetreten.

1865 Eröffn. der Kuranst. für Nervenkr. zu **Blankenburg** i. Harz durch Dr. O. Müller, der ersten „offenen Anst.“ in Deutschland. Vorher gegründet Privatirrenanst. am 6. Oct. 1861 in Helmstedt. 6½ Acres für 32 Pat. Ausserdem Wohnungen am Orte.

1873 † Dr. F. W. **Beschorner**, Dir. der Irrenanst. **Owinsk**, Prov. Posen (* 23. März 1806).

Eröffn. des „Illinois Southern Hospital for Insane“ zu **Anna**, Illin., Amer., unt. Dir. Dr. A. T. Barnes. Bau erweitert 1874, 1877, 1883. Seit 1878 Dir. Dr. Horace Wardner. Jetzt 635 Betten. 556 Acres.

1874 † Dr. Giovanni **Fossati** in Paris, Mitbegründer u. Präsident der „Societa frenologica“. Freund Gall's (* 1786 in Novara).

1877 † Dr. Pierre **Berthier**, seit 1867 resid. Arzt in Bicêtre in Paris, fr. Dir. der Irrenanst. in Bourg, Aix, 47 J. alt.

1880 In **Montpellier**, Frankr., wird ein **Lehrstuhl** d. Psychiatrie nebst Klinik an der med. Facultät errichtet und an Dr. Cavalier, dir. Arzt der Irrenanst., übergeben cf. 14. Oct. 70.

1884 In „**New-York** City Asylum“ auf Ward's Isl., Amer., früh 10 Uhr **Feuer**, das 6 Stunden dauerte. Trotz 1400 männl. Irren unt. Dir. Dr. Macdonald kam Niemand um. Schaden ca. $^1/_2$ Mill. Mark.

1885 Grundstein der Irrenanst. bei **Barcelona**, Catalonien, Span., gelegt, 6—700 Kr. für 6 Mill. Frcs.

21. 1861 Gründ. des **Vereines** für entlass. Geisteskr. (Skydsförening för Sinnerssjuke) in **Stockholm** durch Dr. C. U. Sondén, zunächst angeregt durch eine Schenkung der Sängerin Jenny Lind.

1862 Es **verbrannte** in „Vermont Asylum“, Amer., der **Männer**flügel nebst Mittelbau. Kr. gerettet.

1883 † Dr. C. B. **Reichert** in Berlin, Prof. „Gehirnanatomie u. Entwicklungsgeschichte des Gehirns.“ (* 20. Dec. 1811.)

22. 1775 * Dr. Ch. A. F. **Hayner** zu Beucha bei Borna, Dir. der Irrenanst. in Colditz, Kgr. Sachsen, seit 5. Juni 1829 erster Hausarzt, seit 5. Juli 1834 ärztl. Dir. († 10. Oct. 1837).

1820 † Dr. Vinc. **Chiarugi**, Dir. der Irrenanst. Bonifacio zu Florenz, Ital. Psych. Schriftsteller (* 20. Febr. 1759).

1848 † Dr. James C. **Prichard**, Präs. der Commis. of lunacy in London seit 1845 (* 11. Febr. 1786).

1857 In **Winnenthal**, Württ., fangen im Trockenlokale ausgelegte Gegenstände **Feuer**. Bald gelöscht.

1858 † Dr. J. J. H. **Ebers**, dir. Arzt des städt. Hosp. „Allerheiligen" in Breslau, Gründer einer Abth. für Irre daselbst, von 1830—36. „Superarbitrien über zweifelh. Gemüthszustände in Schlesien. 1860." (* 18. Apr. 1781.)

1860 Ein **Decret** verordnet die Errichtung einer psychiat. **Klinik** an der Univers. Bologna. Ital.

23\. 1853 † Dr. G. **Blumroeder** an Tuberculose. Gerichtsarzt im Fichtelgebirge. „Ueber das Irresein oder anthropolog. psychiatr. Grundsätze. Lpz. 1836." (* 27. Juni 1802.)

1877 † Dr. E. Albert von **Zeller**, seit 1833 Dir. der Irrenanst. Winnenthal, Württ. Psych. Schriftsteller. „Lieder des Leides. Berlin 1873." (* 6. Nov. 1804.)

1882 **Attentat** eines Kr. auf Dr. Espian de **Lamaestre**, ärztl. Dir. der Irrenanst. Ville-Evrard bei Paris. Schwere Verletzung des rechten Auges. Verfolgungswahn.

24\. 1745 * Dr. Benj. **Rush** in Philadelphia. „Medical inquiries and Observations upon the Diseases of the Mind. 1812." „Literary Moral and Philosophical. 1798." Als Mitglied des Congresses unterschrieb er die Unabhängigkeitserklärung 1776. († 19. April 1813.)

1811 Erste **statistische** Erhebung der Irren i. d. Prov. **Westphalen** durch Dr. Stoll, die erste in Deutschl.

1827 † Dr. A. **Müller**, Hofmedicus, seit 1798 Arzt d. Irrenanst. a. Juliushosp. zu Würzburg m. 560 Guld. Gehalt (* 9. Aug. 1755).

1859 Ministerieller **Erlass** in **Preussen** bezüglich der Erziehung und dem Unterricht der Blödsinnigen.

25\. 1709 * Dr. J. O. de la **Mettrie** zu St. Malo, Bretagne. „L'homme machine. 1748" und „Hist. natur. de l'âme. 1745." († 11. Nov. 1751.)

1789 * Dr. Fr. G. **Howitz**, Prof. in Kopenhagen. „Om Afcindighed og Tilregnelse, et Bidrag til Psychologien og Retalären. 1824." (Zurechnungsfähigkeit) († 1826).

1819 **Concessionirung** der Privatheilanst. des Primararztes Dr. Goergen in **Oberdöbling** bei Wien mit 60 Zimmern. Jetzt Prof. Dr. Leidesdorf.

1873 † Dr. Charles **Legros** nach Infection einer Wunde, 39 J. alt. Neurophysiologe in Paris.

1881 † Dr. Al. J. Fr. **Brierre de Boismont** zu St. Mandé bei Paris, Dir. einer Privatanst. in Faubourg St. Antoine. Psych. Schriftsteller (* 18. Oct. 1798).

26. 1798 * Dr. Am. **Brigham** zu New-Marlborough, Mass., Dir. der Irrenanst. zu Utica, Herausg. d. „J. of Ins." († 8. Sept. 1849).

1885 Eröffn. des 1. **österreich.** Psychiatertages zu Wien, einberufen durch die DDr. Benedikt, Meynert u. Gauster. Internationale Irrenstatistik u. Nomenclatur d. Krankheitsformen.

27. 1791 † Dr. J. **Monro** zu Hadley bei Barnet, fr. Arzt in Bethlem, London (* 16. Nov. 1715).

1799 * Dr. C. Fr. **Flemming** zu Jüterbock, emer. Dir. d. Irrenanst. Sachsenberg, Meckl. Psych. Schriftst. († 27. Jan. 1880).

1812 **Decret** des Grossherzogs von Darmstadt, betreffs Aufhebung des Klosters zu **Marsberg**, Westph.

1818 † Dr. Ernst **Platner** am Wahnsinn, Prof. in Leipzig (* 11. Juni 1744).

1883 † Dr. Luigi **Verdona** an Gehirnleiden, Prof., Dir. der Irrenanst. zu Genua (* 1816 in Gavi).

28. 1798 * Dr. Ph. A. H. **Damerow** zu Stettin, Prof., Dir. d. Irrenanst. zu Nietleben bei Halle († 22. Sept. 1866).

1810 * Dr. J. L. **Thurnam** in Lingcroft bei York, seit 1838 Intendant des „Retreat" bei York, seit 1849 Dir. der neuerbauten Anstalt Devizes, Grafschaft Wilts, England. Verdient um die Irrenstatistik. „On the weight of the Brain and on the circumstances affecting it." († 24. Sept. 1873.)

1869 In der Irrenanst. de la Cellette zu **Monestier-Merlines**, Corrèze, Frankr., der Congregation der Frères de St. Marie de l'Assomption gehörig, brach früh 8 Uhr **Feuer** aus, das das Centralgebäude und einen Flügel zerstörte. Niemand verunglückte. Ursache unbekannt.

1880 Dr. S. **Sinogowitz**. „Die Geistesstörungen in ihren organischen Beziehungen. 1843." (* 2. Jan. 1796.)

29. 1689 † Dr. Th. **Sydenham** in London. „Hysterie und Hypo-

chondrie. 1741", die er schon für Psychosen erklärt (* 1624 zu Windforth-Eagle in Dorset).

1797 * Dr. Fr. **Leuret** in Nancy, Dir. einer Privatanst. in Paris, fr. Arzt von Bicêtre († 6. Jan. 1851).

1883 **Brand** im Lunatic Asylum von **Ward's Island**, Amer. Kr. gerettet. Schaden 20,000 D. Nicht versichert. Kein Wasser.

30. 1644 † J. B. van **Helmont** bei Brüssel an Pleuritis. „Ortus medicinae. Amsted 1648." „Demens idea. 1648." „Opuscula medica inedita. Coeln 1644." Richtigere Auffassung d. Psychosen. Kampf gegen Aderlassen (* 1577 zu Brüssel).

1791 Eröffn. der Irrenanst. St. **Georgen** bei Bayreuth, Bayern, unt. Dr. Saher. Aufgehoben 1870. cf. 16. Mai.

1806 * Dr. Luther V. **Bell**, Dir. des McLean Asylum, Mass., Amer., zu Chester, New Hampshire († 11. Febr. 1862).

1849 Eröffn. der neuen Irrenanst. bei **Manchester**, Engl.

1857 Eröffn. der Kreisirrenanst. zu **Klingenmünster**, Bayern, unt. Dir. Dr. H. Dick für 300 Kr. Neubau f. 620,000 Fl. mit 37 Acres.

1879 † Dr. J. J. A. **Rüppell**, Dir. der Prov.-Irrenanst. in Schleswig (* 14. Juni 1808).

31. 1764 Gründ. der Priv.-Irrenanst. zu **Rockwinkel** bei Bremen durch den holländ. Arzt Engelken.

1776 * Dr. J. Ch. **Spurzheim** zu Longwich bei Trier. Zuerst 1791 Theologe, 1799 Mediciner, Begleiter Gall's, Verf. vieler Schriften über Anatomie u. Psychol. des Gehirns. Phrenologe († 10. Nov. 1834).

1809 * Dr. Pliny **Earle** in Leicester, Mass., Amer. 1844—49 Dir. in Bloomingdale Asylum, N.-Y., dann cons. Arzt d. Irrenanst. zu Blackwell's Island, N.-Y., von 1864 an Dir. des State Lunatic Hosp. zu Northampton, Mass., wo er 1885 abdankte. Senior der Irrenanst.-Dir. Amerikas. Mitbegründer des Vereines der Irrenanst.-Dir. zu Amerika, 1. Präs. der „New England Psychological Society."

1838 Genehmigter **Beschluss** der Stände der Prov. Sachsen, eine Prov.-Irrenanst. bei **Halle** zu erbauen.

1848 Eröffn. der Irrenanst. **Préfargier**, Schweiz, unt. Dir. Dr. Bovet-Wolff, gebaut und erhalten durch Aug. de Meuron.

1,000,000 M. 35 Acres für 130 Kr. 1873 25j. Jubil. unt. Dir. Dr. Chatelain.

1860 Gänzliche Zerstörung des „Western Kentucky Lunatic Asylum" zu **Hopkinsville** durch **Feuer**. Vor 6 Jahren mit 200,000 D. erbaut für 350 Kr. Alle Kr., mit Ausnahme eines, gerettet. Das Feuer ging von einem schadhaften Schornsteine aus. Dir. Dr. Montgomery. Wiedereröffnet 15. Nov. 1863.

1873 Eröffn. der „New York Society of Neurology and Electrologie" unt. Präs. Dr. Meredith Clymer.

MIX
Papier | Fördert gute Waldnutzung
FSC® C083411

Zeitfracht Medien GmbH
Ferdinand-Jühlke-Straße 7
99095 Erfurt, Deutschland
produktsicherheit@kolibri360.de